Gisele Schön, Marco Seltenreich
INKONTINENZ

Gisele Schön
Marco Seltenreich

INKONTINENZ

Ein mutmachender Ratgeber für
Betroffene, Angehörige und Pflegende

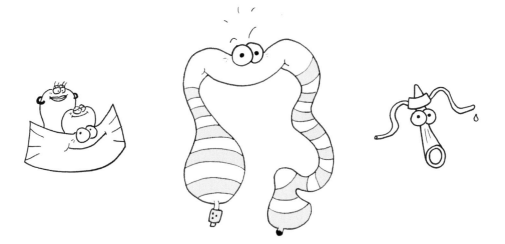

maudrich

Bibliografische Information der Deutschen Nationalbibliothek

Die Deutsche Nationalbibliothek verzeichnet diese Publikation in der Deutschen Nationalbibliografie; detaillierte bibliografische Daten sind im Internet über http://dnb.d-nb.de abrufbar.

Alle Angaben in diesem Fachbuch erfolgen trotz sorgfältiger Bearbeitung ohne Gewähr, eine Haftung des Autors oder des Verlages ist ausgeschlossen.

1. Auflage 2011
Copyright © 2011 Wilhelm Maudrich Verlag, Wien
Eine Abteilung der Facultas Verlags- und Buchhandels AG

Alle Rechte, insbesondere das Recht der Vervielfältigung und Verbreitung sowie der Übersetzung in fremde Sprachen, vorbehalten.

Geschützte Warennamen (Warenzeichen) werden nicht besonders kenntlich gemacht. Aus dem Fehlen eines solchen Hinweises kann somit nicht geschlossen werden, dass es sich um einen freien Warennamen handle.

Lektorat: Susanne Müller, Wien
Satz, Abbildungen und Umschlaggestaltung: Marco Seltenreich, Wien
Druck: Ferdinand Berger & Söhne, Horn
Printed in Austria

ISBN 978-3-85175-935-8

Inhaltsverzeichnis

▸ VORWORT
Univ.-Prof. Dr. Helmut Madersbacher .... Seite 10
DGKS Gisele Schön .... Seite 12

▸ EINLEITUNG
Inkontinenz – eines der letzen Tabus .... Seite 16
Kleines 1 x 1 der unfreiwilligen Ausscheidung .... Seite 21

▸ GRUNDLAGEN
Wer kann von Inkontinenz betroffen sein? .... Seite 26
Harninkontinenz: Was im Körper passiert .... Seite 31

▸ HARNINKONTINENZFORMEN UND -THERAPIEN
Welche Inkontinenzform liegt vor? .... Seite 40
Fachmedizinische Bezeichnungen .... Seite 41
Belastungsinkontinenz bei der Frau .... Seite 42
Belastungsinkontinenz beim Mann .... Seite 69
Dranginkontinenz .... Seite 77
Mischinkontinenz .... Seite 96
Überlaufinkontinenz .... Seite 100
Reflexinkontinenz .... Seite 115
Extraurethrale Inkontinenz .... Seite 119
Kindliches Bettnässen .... Seite 121

▶ STUHLINKONTINENZ

Welche Ursachen und Störungen liegen vor? .... Seite 128
Grundlegendes zur Stuhlkontinenz .... Seite 130
Darmbedingte Störungen .... Seite 133
Neuromuskuläre Störungen .... Seite 144
Tumoröse Störungen im Enddarm .... Seite 147
Medikamentöse Ursachen .... Seite 149
Hormonelle Ursachen .... Seite 150
Missbildungen .... Seite 151
Allergien .... Seite 153
Schädigung von Schließmuskel/Analhaut .... Seite 155
Psychische Faktoren .... Seite 157
Konservative Therapie-Maßnahmen .... Seite 158
Operative Maßnahmen .... Seite 162

▶ PRAXISWISSEN

Welchen Arzt sollen Betroffene aufsuchen? .... Seite 166
Welche Hilfsmittel gibt es? .... Seite 170
Alltag mit Inkontinenz .... Seite 183
Alltag für Angehörige .... Seite 186
Anleitung zur richtigen Intimpflege .... Seite 188

▶ ANHANG

Harnentleerungsprotokoll .... Seite 192
Adressen und Links .... Seite 194
Über die Autoren .... Seite 215

Praxisgeschichten

Ferdinand (89):
Der typische Leidensweg eines Inkontinenz-Betroffenen .... Seite 19

Michaela (61):
„Du weißt doch, dass das die Katze ist." .... Seite 28

Hertha (58):
Eine feucht-fröhliche Runde .... Seite 43

Sandra (24):
Inkontinenz trotz Fitness und Jugend .... Seite 45

Martha (37):
Auf die Sportart kommt es an .... Seite 47

Cornelia (42):
Harnverlust beim Geschlechtsverkehr .... Seite 49

Christa (59):
„Falsches" Beckenbodentraining hilft nicht .... Seite 55

Marie (82):
Heilung durch Hormontherapie .... Seite 64

Elfriede (59):
Späte Erkenntnis nach zehn Jahren .... Seite 66

Peter (56):
Inkontinent nach Diagnose „Prostatakrebs" .... Seite 72

Heinrich (74):
Neue Lebensqualität durch einen kleinen Eingriff .... Seite 75

Valentina (62):
Malheur auf der Hochzeitsfeier .... Seite 78

Konrad (72):
Panik im Krankenhaus .... Seite 82

Wilhelm (44):
Doch keine normale Blasenentzündung .... Seite 84

Grete (67):
Echos aus der Vergangenheit .... Seite 86

Ingrid (84):
Motivation ist alles .... Seite 90

Irma (46):
Eine Frage des Timings .... Seite 92

Gustav (78):
Methodisch beschwerdefrei .... Seite 94

Beate (44):
Gefährliche Verschleppung .... Seite 98

Fritz (72):
Der Schwiegersohn als Lebensretter .... Seite 101

Erna (50):
Mehr als nur Fieber .... Seite 105

Friederike (75):
Prügel für die Sanitäter .... Seite 107

Annemarie (30):
Erfolgreich über den Schatten gesprungen .... Seite 109

Herbert (79):
Leider kein langfristiger Erfolg .... Seite 113

Elisabeth (46):
Böses Erwachen nach dem Frühjahrsputz .... Seite 117

Marianne (8):
Der doppelte Harnleiter .... Seite 120

Aktan (9):
Familiäre Vorreiterrolle .... Seite 122

Susanne (46):
Der akribisch getimte Wochenendstuhlgang .... Seite 137

Regina (36):
Geheiltes Herz, geheilter Darm .... Seite 141

Erika (28):
Der Super-GAU .... Seite 144

Eduard (62):
Verschlusssache Analtampon .... Seite 147

Anna (17):
Die neue Selbstständigkeit .... Seite 151

Helene (55):
Eine Detektivgeschichte .... Seite 154

Beatrix (62):
Der Sprung über den Schatten .... Seite 155

Anton (94):
Zuviel des Guten: Die Leinsamen-Rosskur .... Seite 160

Vorwort
Univ.-Prof. Dr. Helmut Madersbacher

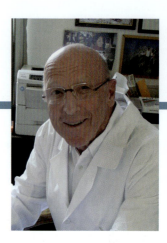

Unter „Inkontinenz" versteht man unwillkürlichen Verlust von Urin und Stuhl zu ungelegener Zeit und an ungeeigneten Orten. Inkontinenz ist insbesondere beim älteren Menschen eine weite verbreitete Krankheit. Die für die Abklärung und Behandlung der Inkontinenz eingesetzten finanziellen Mittel liegen in einer Größenordnung, wie wir sie auch für die Zuckerkrankheit oder den Bluthochdruck ausgeben.

Hofrat Univ.-Prof. Dr. Helmut Madersbacher ist Gründungsmitglied und langjähriger Vorsitzender der Medizinischen Kontinenzgesellschaft Österreich.

In Österreich sind etwa 600.000 Personen von Harninkontinenz und etwa 400.000 von Stuhlinkontinenz betroffen. Durch die Zunahme der älteren Menschen in unserer Bevölkerung wird die Zahl der Harn- und Stuhlinkontinenten weiter zunehmen.

Inkontinenz ist keine Krankheit, an der man stirbt, sie hat jedoch weitreichende Folgen. Sie ist nach wie vor eines der letzten Tabus in unserer sonst so offenen Gesellschaft. Inkontinenz ist eine „peinliche" Erkrankung, über die man nicht gerne spricht, obwohl die diagnostische und therapeutische Behandlung aller Formen der Harn- und Stuhlinkontinenz so weit optimiert wurde, dass man sie durch aktive Maßnahmen direkt beeinflussen oder durch entsprechende Hilfsmittel so beherrschen kann, dass die Betroffenen wieder in die Gesellschaft integriert werden können. In einer Zeit von Life-Style, kosmetischer Chirurgie und Viagra ist Harninkontinenz peinlich und besitzt nach wie vor das Image von Unsauberkeit, Vernachlässigung und sozialer Randgruppe.

Die Hemmschwelle für Betroffene, sich an Angehörige, Ärzte, Pflegepersonen oder Selbsthilfegruppen um Hilfe zu wenden, ist seit Jahren unverändert hoch. Nur knapp die Hälfte der inkontinenten Menschen in Österreich werden sachkundig betreut, dies obwohl Inkontinenz einen wesentlichen Grund für Isolation und Heimeinweisung älterer Bürger und einen ernstzunehmenden Kostenfaktor im Gesundheitswesen darstellt.

Das Problem der Inkontinenz kann nur gelöst werden, wenn es gelingt, vor den älteren Betroffenen zu vermitteln, dass Inkontinenz kein unabwendbares Altersleiden darstellt, sondern behandelbar ist.

Das vorliegende Buch trägt dazu bei, das Wissen um Inkontinenz zu vermitteln und Betroffene zu veranlassen, sachkundige Beratung und Hilfe in Anspruch zu nehmen. Es ist klar strukturiert, die komplexe Thematik wird in verständlicher Art und Weise – unterstützt durch entsprechende Illustrationen – dargestellt. Format und Inhalt des Buches zeigen nicht nur das umfassende Wissen der Autoren, sondern vor allem auch die langjährige Erfahrung, die Frau DGKS Gisele Schön im Umgang mit inkontinenten Menschen gesammelt hat.

Es ist zu wünschen, dass dieses Buch vielen Betroffenen zugänglich wird und sie dadurch den Mut fassen, sich zu „outen" und sachkundige Hilfe in Anspruch zu nehmen. Das Buch ist somit ein wichtiger Beitrag zur Information über Inkontinenz, sowohl für Betroffene, deren Angehörige als auch für Menschen, die sich generell darüber informieren wollen.

Auch im Namen der Medizinischen Inkontinenzgesellschaft Österreich bedanke ich mich bei den Autoren, dass sie dieses Buch geschrieben haben. ■

Hofrat Univ.-Prof. Dr. Helmut Madersbacher Innsbruck, Jänner 2011

Vorwort
DGKS Gisele Schön

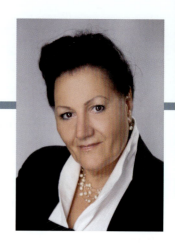

Es zählt zu den größten Irrtümern der medizinischen Allgemeinbildung, dass Inkontinenz ein Schicksal ist, mit dem man im Alter unweigerlich konfrontiert ist, gegen das buchstäblich kein Kraut gewachsen ist und gegen welches es schon gar keine seriösen, wirksamen Therapiemaßnahmen gibt.

Vergessen Sie beides am besten auf der Stelle – egal, ob Sie selbst von Inkontinenz betroffen sind oder jemand in Ihrem Familien-, Freundes- oder Bekanntenkreis.

Nachdem ich ein Berufsleben lang in der Inkontinenzberatung tätig war, kann ich Ihnen aus erster Hand berichten: Es ist nicht die Krankheit selbst, die für Betroffene eine schwere Bürde darstellt und unglaublich viel Leid verursacht, sondern eben dieser Irrglaube und eine unglaublich große Scham, die Betroffene oft jahre- oder jahrzehntelang davon abhalten, sich jemandem zu öffnen und professionelle Hilfe in Anspruch zu nehmen.

Die Praxisgeschichten in diesem Buch sind authentische Ereignisse, die ich im Zuge meiner Tätigkeit als Inkontinenzberaterin erlebt habe. Lediglich die Namen der Betroffenen wurden geändert. Die teilweise wirklich dramatischen Schicksale geben nicht nur Zeugnis davon, wie oft jahrelanges Martyrium und quälende Heimlichtuerei in relativ kurzer Zeit beendet werden konnten – sie sind auch ein Spiegelbild eines der letzten großen Tabus in unserer Gesellschaft.

Es ist für mich persönlich erstaunlich, dass das Thema Inkontinenz von sämtlichen gesellschaftlichen Strömungen unberührt blieb. Es ist längst kein Tabu mehr, öffentlich über sexuelle Probleme oder Extremformen zu sprechen. Um solche Diskussionen zu hören, muss man nur nachmittags den Fernseher einschalten und eine der unzähligen Talk-Shows konsumieren.

Über Inkontinenz gibt es dagegen so gut wie keine Berichte, Dokumentationen, Diskussionsrunden, Komödien, Dramen oder Kabarettprogramme. Und es gibt auch keine Bücher, die dieses Thema auf gleicher Augenhöhe mit den Betroffenen ohne medizinische Verklausulierungen und unverständliches Fachlatein vermitteln. Und leider gibt es auch – und das wird man in Medizinerkreisen wahrscheinlich nicht gerne hören – zu viele Ärzte, die sich dem allgemeinen Irrglauben über die Unbehandelbarkeit von Inkontinenz anschließen. Ausnahmen bestätigen hier aber Gott sei Dank die Regel.

Schon seit vielen Jahren habe ich mich mit dem Gedanken getragen, meine umfangreichen praktischen Erfahrungen auf diesem Gebiet in die Waagschale zu werfen, um diesem Thema den Schrecken zu nehmen und Wissen auf eine Art zu vermitteln, die auch für medizinische Laien – und genau das sind die meisten Betroffenen – geeignet ist.

Ebenso wichtig – wenn nicht sogar wichtiger – als das in diesem Buch enthaltene Wissen sind zwei Dinge:

- Sie werden sehen, dass Sie als Betroffener mit diesem Thema nicht alleine sind. Allein in Österreich sind rund eine Million (!) Menschen – jung und alt – von Inkontinenz betroffen.

- Verschwenden Sie nicht länger Zeit und Energie darauf, mit diesem Problem alleine zu bleiben. Sie werden vielen, vielen Beispielen aus der Praxis begegnen, die Ihnen hoffentlich Kraft geben, über Ihren Schatten zu springen.

Ich werde nie jene Menschen vergessen, die diese Motivation erst nach vielen Jahren Rückzug, Heimlichtuerei und Depressionen erlangten. Und auch nicht jene Momente, als ihnen nach Wiederherstellung ihrer früheren Lebensqualität bewusst wurde, dass sie sich durch ihre Scham selbst im Weg standen.

Das Buch soll aber auch Angehörigen, Pflegenden und – nicht zu vergessen – Ärzten neue Perspektiven aufzeigen.

Ich bin sehr froh, dass ich für dieses Buchprojekt mit Marco Seltenreich einen lieben Freund als Co-Autor und Illustrator gewinnen konnte. Wir beide sind mit dem Vorsatz gestartet, dieses Thema aus einer neuen Perspektive zu beleuchten, die in Kontrast zu den wenigen existierenden, hochmedizinischen Fachbüchern steht. Und wir sind sehr stolz, viele Gratwanderungen gemeinsam gemeistert zu haben.

Dieses heikle Thema mit dem nötigen Respekt, aber auch mit einem gewissen Augenzwinkern behandelt zu haben, sehen wir als wichtige Pionierleistung für die vielen Betroffenen.

Bedanken möchte ich mich auch für die fachliche Unterstützung von Herrn Univ.-Prof. Dr. Engelbert Hanzal – seit vielen Jahren ein wichtiger und lieber Begleiter auf meinem beruflichen Weg.

Mein Dank gilt weiters Herrn Univ.-Prof. Dr. Helmut Madersbacher – einem der weltweit führenden und geachteten Experten auf diesem Gebiet. Das von ihm beigesteuerte Vorwort für dieses Buch ist eine große Ehre für mich.

Last but not least: Danke, Julia, Angela, Christoph, meinem Mann Walter, Lina und allen weiteren Helferlein für Eure Unterstützung. ■

DGKS Gisele Schön
Wien, März 2011

▸ EINLEITUNG

Inkontinenz – eines der letzten Tabuthemen
Kleines 1 x 1 der unfreiwilligen Ausscheidung

Inkontinenz – eines der letzten Tabus

Wir leben in einer Welt, in der das Tabu ausstirbt. Man spricht, liest und hört vieles, was früher aus Scham, Höflichkeit oder Anstand unter den Teppich gekehrt wurde. Sex, Gewalt, Elend, Naturkatastrophen und Krieg sind in den Medien allgegenwärtig. Nur wenn ein Erwachsener seine Blasenfunktion nicht mehr kontrollieren kann, ziehen es die Betroffenen und die Menschen in deren Umfeld vor, die Situation unkommentiert, unausgesprochen und unreflektiert zu lassen.

Schweigen. Verdrängung. Scham und Heimlichkeit. Wenn sich Erwachsene nass machen, lenkt man seine Aufmerksamkeit besser woanders hin. Die unbewusste Totalausblendung eines Krankheitsbildes ist nicht nur für die Betroffenen ein Problem, sondern auch eine unsichtbare Bremse für eine erfolgreiche Therapie. Die wenigsten wissen überhaupt, dass Inkontinenz kein irreversibler Schicksalsschlag ist, sondern heilbar sein kann.

Menschen mit Inkontinenz sind – unabhängig von Alter oder Lebenssituation – häufig zu beschämt, um über ihre körperliche Fehlfunktion zu sprechen. Dadurch entsteht in der Öffentlichkeit ein völlig verzerrtes Bild dieser Krankheit. Die Tatsache, dass mehr als eine Million Menschen in Österreich[1] und mehr als 3,3 Millionen Menschen in Deutschland[2] mit Blasen- und Darmschwäche konfrontiert sind, will so gar nicht zu dem geringen Stellenwert passen, den das Thema „Inkontinenz" in der Gesellschaft und in Fachkreisen genießt. Selbst unter Ärzten und Pflegepersonal kursiert oft dubioses Halbwissen zu diesem immens lebensqualitätsmindernden Krankheitsbild.

Heuschnupfen – der ungefähr ähnlich häufig auftritt wie Inkontinenz – ist ein völlig tabuloses Leiden. Aber warum ist eine tropfende Nase gesellschaftsfähiger als eine tropfende Blase? Auch bei Gebärmutterkrebs,

[1] Wiener Gesundheitsbericht 2000, Madersbacher
[2] Gesellschaft für Inkontinenzhilfe e.V., Qualitätsmanual Miktionsstörungen & Harninkontinenz, 2000

einer vergrößerten Prostata oder Nierensteinen wendet in Gesprächen niemand mehr verschämt den Blick ab. Warum dann bei Inkontinenz? Wer als Erwachsener seine Ausscheidungen nicht kontrollieren kann, verstößt gegen die Norm und erzeugt dadurch automatisch Schuldgefühle. Es war ein wichtiger und mit viel Lob verbundener Schritt, im Kindesalter „sauber" zu werden. Wenn man jetzt als Erwachsener in diese Phase zurückfällt, wird das automatisch mit Unvermögen, Ängsten, Tadel und Scham verbunden.

Inkontinenz verursacht auch Trauer über den Kontrollverlust und sehr oft die Angst, jemandem zur Last zu fallen. Am intensivsten ist jedoch die Angst davor, von Menschen, die man liebt oder die einem sehr viel bedeuten, abgelehnt zu werden.

GLOBALE SCHAM

Unfreiwilliger Harnverlust (Urininkontinenz) ist ein weltweit verbreitetes und in jeder Altersklasse auftretendes Problem. Vorrangig sind Frauen betroffen. Sich selbst als Betroffene/n zu erkennen, hat massiven Einfluss auf die eigene Psyche: Selbstvertrauen und

TABU: WIE EIN WORT IM 18. JAHRHUNDERT NACH EUROPA KAM...

Das Wort „Tabu" beschreibt eine Handlung oder eine Verhaltensweise, die den sogenannten „guten Sitten" einer Gesellschaft nicht entspricht und daher verboten (also „tabu") ist.

„Tabu" ist bis heute ein auf den Polynesischen Inseln ständig gebrauchtes Wort in der Togan-Sprache, das von dem englischen Seefahrer, Entdecker und Kartografen James Cook (1728-1779) im Zuge einer seiner Reisen in die Südsee nach Europa importiert wurde.

Auf den Tonga-Inseln bedeutete „tabu" oder „tapu" ursprünglich „unter Verbot stehend", „nicht erlaubt". Heute wird es auch im Sinn von „heilig", „geheiligt" – aber durchaus auch im Sinn von „eingeschränkt" oder „durch Sitte und Gesetz geschützt" – verwendet.

Mit diesen vier Buchstaben wurde im Europa des 18. Jahrhunderts eine sprachliche Marktlücke gefüllt: Nun konnte etwas buchstäblich „Unaussprechliches" umschrieben werden. Erst ab dem 20. Jahrhundert fand es breite Verwendung in der deutschen Sprache und wird seither in Bezug auf Wörter, Gegenstände, Handlungen, Konfliktpunkte, einzelne Menschen oder soziale Gruppen gebraucht. ■

Selbstachtung sinken. Viele haben Angst vor Ausgrenzung, fühlen sich niedergeschlagen und isoliert.

Das bewusste Verheimlichen des Problems vor Angehörigen, Freunden und Bekannten wird zum Zwang und verschlingt ebenso viel – wenn nicht noch mehr – Kraft wie die Aufrechterhaltung der „Normalität" gegenüber anderen.

Unkontrollierbarer Harn- und/oder Stuhlverlust beeinflusst die Lebensqualität massiv und stellt das Leben auf den Kopf. Die berufliche Tätigkeit, der Alltag, Freizeitaktivitäten, Partnerschaft und Sozialleben können nicht mehr wie bisher gelebt werden.

Dennoch „outen" sich weniger als ein Viertel aller Frauen und Männer, die unter Darm- oder Blasenschwäche leiden, und suchen professionelle Hilfe. Viele von ihnen zögern diesen Schritt hinaus, bis der physische und psychische Leidensdruck unerträglich geworden ist. Die überwiegende Mehrheit schweigt und erduldet – sehr oft weiß nicht einmal der Partner Bescheid.

Die Zurückgezogenheit und das mangelnde Selbstbewusstsein verhindern auch die Bildung von Selbsthilfegruppen, die in vielen anderen Krankheitsbildern eine maßgebliche Funktion zur Verarbeitung und Verbesserung der Lebenssituation erfüllen.

IMPROVISATION ALS TEUFELSKREIS

Inkontinente Menschen entwickeln aus Scham zumeist auf eigene Faust Strategien und Hilfsmittel, um mit dem Verlust an Lebensqualität besser umgehen zu können.

▶▶ **Seite 19,** Praxisbeispiel „Ferdinand"

Diese Strategien werden meist zum frustrierenden Erlebnis, das die Betroffenen noch mehr in die Isolation treibt. Geschichten wie die des Universitätsprofessors waren die Triebfeder dafür, dieses Buch zu verfassen. Es soll Betroffenen – aber auch deren Angehörigen – helfen, das totgeschwiegene Krankheitsbild „Inkontinenz" besser zu verstehen bzw. zu erkennen und sinnvolle und wirksame therapeutische Schritte in die Wege zu leiten.

Interessanterweise findet bei Inkontinenz-Betroffenen auch eine starke Verdrängung statt: Der Einfluss auf die Lebensqualität wird unterschiedlich

FERDINAND (89):
DER TYPISCHE LEIDENSWEG EINES INKONTINENZ-BETROFFENEN

Ferdinand, ein pensionierter Universitätsprofessor, lebt mit Frau und lediger Tochter in einem gemeinsamen Haushalt. Als er eines Tages bemerkt, dass er regelmäßig etwas Harn verliert, ist ihm das so unangenehm, dass er seiner Familie nichts davon erzählt. Er hat Angst um seine Stellung als unumstrittenes Familienoberhaupt. Auch seinem Hausarzt – mit dem er seit vielen Jahren befreundet ist – erzählt er aus Scham nichts.

Es beschließt, sich mit Toilettenpapier zu helfen. Als das seinen Zweck nicht erfüllt, verwendet er zerschnittene Plastiksäcke mit Toilettenpapier und kauft sich heimlich regelmäßig neue Unterwäsche. Doch der Harnverlust wird mit der Zeit so stark, dass dieses Provisorium nicht mehr funktioniert. Er traut sich nicht mehr die Wohnung zu verlassen und erfindet Kopf- und Magenschmerzen, um der noch immer ahnungslosen Familie einen Grund für seine Zurückgezogenheit zu liefern.

Er sucht verzweifelt nach einer neuen Lösung und bastelt sich aus einem Marmeladeglas, Baumwollbändern und Papiertüchern einen Behelf. Penis und Hoden werden in das Glas gesteckt, das er unter der Unterhose um die Hüften bindet. Bei jedem Toilettengang wird das Glas entleert und mit großen Mengen von Parfum der Uringeruch überdeckt. Mit diesem Hilfsmittel lebt Ferdinand fast 2 Jahre – in ständiger Angst, dass die Familie sein Geheimnis entdeckt.

Erst als der mittlerweile 92-jährige Professor in der Zeitung einen Artikel über das Angebot einer Kontinenzberatungsstelle liest, nimmt er seinen ganzen Mut zusammen und sucht Hilfe in der Beratungsstelle – drei lange, quälende Jahre (!) nach dem Auftreten der ersten Symptome: Nach einem offenen, vertraulichen Gespräch wird als Erstmaßnahme ein Termin für eine ärztliche Abklärung bei einem Urologen vereinbart. Das selbstentworfene Konstrukt aus Marmeladeglas und Baumwollfäden wird entsorgt. Der Professor wird mit professionellen aufsaugenden Inkontinenzhilfsmittel vertraut gemacht und ausgestattet. Diese sind in der Lage, auch große Mengen Harn sicher und geruchsfrei aufzufangen. Erleichtert durch das Gespräch erzählt der Professor auch seiner Familie von seinem Problem und begegnet großem Verständnis und Wertschätzung.

Im Rahmen der ärztlichen Abklärung wird eine Dranginkontinenz diagnostiziert. Der Arzt verordnet ein Medikament, das den Blasenmuskel ruhig stellt. Seit Ferdinand dieses Medikament regelmäßig einnimmt, ist er wieder trocken und verwendet lediglich zur Sicherheit zusätzlich ein aufsaugendes Hilfsmittel. ■

wahrgenommen. Studien zeigen, dass lediglich ca. 10–14 % der Interviewten ihr Leben als eingeschränkt empfanden. Die Eingeschränktheit wird also unbewusst klein gehalten. Denn über kleine Probleme muss man keine großen Worte verlieren. Man bleibt mit seinem Problem für sich und erspart sich dadurch eventuelle Peinlichkeiten.

PROFESSIONELLE HILFE UND HEILUNG

Dabei gibt es heute vielfältige Wege, Behandlungs- und Pflegemethoden, die die Lebensqualität der Betroffenen maßgeblich verbessern oder die Inkontinenz sogar vollständig heilen können.

Dazu bedarf es jedoch Aufklärung und Information durch fachkompetente Personen. Und dafür braucht es den Mut, sein Problem als solches zu erkennen und mit anderen darüber zu sprechen. Das psychische, physische und soziale Wohlbefinden kann nur verbessert werden, wenn sich der/die Betroffene an der Änderung der Situation mit Herz und Seele beteiligt.

EINE EINLADUNG

Dieses Buch soll Betroffene motivieren, einen Facharzt oder eine Beratungsstelle aufzusuchen – und damit einen ersten Schritt zurück in einen Alltag mit mehr Lebensqualität zu setzen. Es soll Mut machen, über etwas zu sprechen, über das man lieber nicht sprechen würde. Ein Tabu eben...

Um diesen Mut und das Bewusstsein dafür, was im Körper vorgeht, wachsen zu lassen, erfahren Sie auf den folgenden Seiten alles Wissenswerte zum Thema „Inkontinenz" – und zwar in einfacher, verständlicher Sprache.

Das Buch richtet sich jedoch auch an Menschen, die indirekt mit Inkontinenz konfrontiert sind. Vorgänge zu verstehen ist immer ein erster Schritt, um sie zu akzeptieren und um besser mit ihnen umgehen zu können.

Ein Tabu ist nur so lange ein Tabu, bis man angstfrei die Aufmerksamkeit darauf richtet. Wir laden Sie ein, gemeinsam mit uns dieses Tabu zu brechen!

Kleines 1x1 der unfreiwilligen Ausscheidung

Um Inkontinenz zu verstehen, muss man einen Blick auf die Formen und auf die am Ausscheidungsprozess beteiligten Organe werfen. Gerade dieses Krankheitsbild ist von Mythen, Halb- und Unwahrheiten begleitet, da sich viele Betroffene notgedrungen selbst erklären müssen, womit sie täglich konfrontiert sind.

HARNINKONTINENZFORMEN

Viele Menschen sind der Meinung, dass Blasenschwäche eine übliche Begleiterscheinung des Alterungsprozesses ist und daher hauptsächlich im letzten Lebensdrittel auftritt. Das klassische Bild des von Inkontinenz Betroffenen ist deshalb meistens der/die so gut wie Bettlägrige, der/die nicht nur die Blasenfunktion, sondern auch viele andere Körperfunktionen nicht mehr unter Kontrolle hat.

Dieses Bild entspricht allerdings nicht der Realität. Und: Blasenschwäche ist nicht gleich Blasenschwäche. Es gibt viele Gründe, warum Menschen – nicht nur ältere Personen – an Inkontinenz leiden.

Harnverlust ist immer gleich unangenehm. In der Ursache gibt es jedoch wesentliche Unterschiede: Harnverlust beim Lachen, Niesen, Husten, Heben oder Laufen deutet auf eine „Belastungsinkontinenz" hin. Wird nach Harndrang die Toilette nicht mehr rechtzeitig erreicht, spricht man von einer „Dranginkontinenz".

Inkontinenz kann z.B. durch eine Schwäche des Muskels im Beckenboden, aber auch durch eine Erkrankung des Nervensystems oder eine Blasenentzündung ausgelöst werden. Jede Form der Inkontinenz kann gebessert und oft auch geheilt werden. Voraussetzung dafür ist jedoch, die jeweils vorliegende Form zu erkennen und angemessen zu therapieren.

Es stehen vielfältige Behandlungsmethoden zur Auswahl, die – sofern korrekt ausgewählt – den Betroffenen eine spürbare Verbesserung ihrer Lebensqualität bringen.

Eines muss man sich dabei vor Augen halten: Jeder Mensch reagiert völlig unterschiedlich auf unfreiwilligen Harn- und Stuhlverlust: Während für manche schon der Verlust von einigen Tropfen Harn ein schwerer Schicksalsschlag ist, haben andere oft noch kein großes Problem damit, größere Mengen Harn zu verlieren. Die entscheidende Frage ist immer, ob Inkontinenz für den/die Betroffene/n selbst ein Problem darstellt. Und wenn ja, wie ausgeprägt das Problem ist.

Wenn der Leidensdruck immens ist, sind Betroffene in der Regel dazu bereit, nahezu alles auf sich zu nehmen, was eine Verbesserung des Zustandes verspricht. Dem gegenüber stehen jene, die mit ungeeigneten Hilfsmitteln gut über die Runden kommen, keine Hilfe annehmen und an einer Verbesserung der Situation überhaupt kein Interesse zeigen.

DAS PROBLEM ALS TATSACHE AKZEPTIEREN

Zur zweiten Gruppe zählen allerdings auch viele, die mit ihrer Inkontinenz reichlich unglücklich sind – sich aber aus Scham, Angst und anderen persönlichen Gründen mit dem Thema nicht auseinandersetzen wollen oder können. Sie verdrängen das Thema einfach aus ihrem Leben. Im Zuge einer professionellen Beratung erscheint es hingegen oft absurd, dass Menschen sich eher unter Zuhilfenahme ungeeigneter Hilfsmittel mit dem Harnverlust arrangieren, als das Problem direkt anzusprechen und sich weitaus effizienter helfen zu lassen.

Viele Betroffene benötigen Zeit, um sich selbst einzugestehen, dass es dieses Problem tatsächlich – und meistens langfristig – in ihrem Leben gibt. Einige nehmen nach einiger Zeit die zuvor angebotene Hilfe an und sagen sich dann kopfschüttelnd: „Was hab ich alles mitgemacht. Aber damals konnte ich auf das Hilfsangebot einfach nicht eingehen."

Sobald Menschen selbst von Inkontinenz betroffen sind, wird dieses Thema oft schlagartig zum Tabu. In Gesprächen erzählen Betroffene dann von einer Art „Schock", wenn ihnen bewusst wird, dass jemand anderer von dem Problem weiß und es anspricht. Genauso oft hört man jedoch auch, dass kompetente Aufklärung über die Inkontinenzformen und die Botschaft „Du bist nicht allein mit diesem Problem" Hoffnung und Zuversicht gibt. Erst wenn dieser Zustand erreicht ist, sind Betroffene in der Lage, Hilfe zuzulassen und anzunehmen.

NIEMALS ZWANGSBEGLÜCKEN!

Das Alter, in dem Betroffene mit der Diagnose „Inkontinenz" konfrontiert werden, hat erfahrungsgemäß keinen vorhersagbaren Einfluss auf die gezeigte Reaktion – auch wenn sich die Inkontinenz im Alter verstärkt und dann nicht mehr so leicht zu therapieren ist wie in jungen Lebensjahren.

Die persönliche Lebenssituation und der Charakter eines/einer Betroffenen bestimmen, wie auf diese für die meisten völlig neue Herausforderung reagiert wird und welche Therapieformen dann durch bewusstes Wollen umsetzbar sind.

Eine Therapie gegen den ausdrücklichen Willen des Betroffenen oder ein „Zwangsbeglücken" – wie es sehr oft von betreuenden Angehörigen, Pflegepersonen oder Ärzten in bester Absicht versucht wird – führt erfahrungsgemäß zu nichts. Im Gegenteil: Eine solche aufgezwungene Therapie ist unmenschlich und kann für den/die Betroffene/n – vor allem, wenn er oder sie sich vielleicht nicht mehr wehren kann – zu einem wahren Martyrium werden.

> „Viele Betroffene benötigen Zeit, um sich selbst einzugestehen, dass es das Problem „Inkontinenz" tatsächlich – und meistens langfristig – in ihrem Leben gibt."

▸ GRUNDLAGEN

Wer kann von Inkontinenz betroffen sein?
Harninkontinenz: Was im Körper passiert...

Wer kann von Inkontinenz betroffen sein?

Solange Blase und Darm das tun, wozu die Natur sie vorgesehen hat, verschwendet kaum jemand einen Gedanken daran, was es bedeuten würde, wenn diese „Werkzeuge" einmal nicht mehr so reibungslos funktionieren. Inkontinenz ist eine Krankheit, die viele andere Einschränkungen nach sich ziehen kann.

Vor der „Inkontinenz" spricht man von „Kontinenz" – ein Wort, das jedoch in der Praxis so gut wie nicht verwendet wird. Denn Normalzustände sind selten Thema von Gesprächen und Fachartikeln. „Normalität" wird erst zum Thema, wenn sie nicht mehr vorhanden ist und man sich danach zurücksehnt.

Unter „Kontinenz" versteht man die Fähigkeit, willkürlich und zur passenden Zeit an einem geeigneten Ort die Blase zu entleeren. Für viele Menschen ist das normaler Alltag und nicht der Rede wert.

„Inkontinenz" ist als Krankheit definiert. Im Unterschied zu anderen Krankheiten ist dieser „Mangel an Gesundheit" jedoch üblicherweise für den/die Betroffene/n mit einer Vielzahl von Begleiterscheinungen verknüpft.

INKONTINENZ ALS PSYCHISCHES PROBLEM

Wer in unserer modernen Leistungsgesellschaft nicht mehr „funktioniert", erlebt sich selbst als unzulänglich und wertlos. Das kann in Bezug auf berufliche Anforderungen belastend sein (Stichwort: Burnout). Betrifft es jedoch körperliche Grundfunktionen, kann dieses negative Empfinden eine weitere Stufe erreichen.

Das Gefühl, eine körperliche Grundfunktion nicht mehr erfüllen zu können, rüttelt an den Grundfesten der Selbstachtung und des Selbstwertes. Abhängig von der persönlichen Reife, der charakterlichen Festigkeit und dem Lebens- und Beziehungsstatus der/des Betroffenen kann hier im wahrsten Sinn des Wortes eine Welt zusammenbrechen. Besonders Menschen, die dieses Problem aus

Scham für sich behalten, laufen Gefahr, an der vermeintlichen Hilflosigkeit zu zerbrechen.

INKONTINENZ ALS SOZIALES PROBLEM

So aufgeschlossen und offen die Welt auch geworden ist – gewissen Themen haftet noch immer ein Nimbus des Unaussprechlichen an, der nach wie vor in den Köpfen verankert ist. Körperausscheidungen nicht kontrollieren zu können, wird emotional von anderen nicht als Krankheit, sondern in erster Linie als Hygienemangel und als Situation betrachtet, der man am besten so fern wie möglich bleibt.

Auch wenn dies keine bewussten Geisteshaltungen, sondern vielmehr gelernte und instinktive Denkmuster sind, ist das für Betroffene kein wirklicher Trost. An der Diagnose Inkontinenz können im schlimmsten Fall Beziehungen, Familien und Freundschaften zerbrechen.

Aber schon allein die Tatsache, dass bei Unternehmungen ständig die Gefahr eines Harnverlustes besteht, beansprucht ständig das Nervenkostüm.

Die Folge: Betroffene können sich niedergeschlagen und isoliert fühlen.

INKONTINENZ ALS FINANZIELLES PROBLEM

Inkontinenz, die nicht professionell behandelt wird, kann für den/die Betroffene/n auch kostenseitig zur Belastung werden: Vermehrter Wäscheverbrauch und der Bedarf an Inkontinenzhilfsmitteln schlägt direkt zu Buche. Die erhöhte Anfälligkeit für Infektionen, Blasenentzündungen, Hautdefekte und Wunden resultiert in erhöhter Pflegezeit, Arztkosten, Medikamentenkosten und eventuell auch in einem Krankenhausaufenthalt oder gar in der Aufnahme in ein Pflegeheim.

Pflegefachkräfte und Beratungsspezialisten in Inkontinenzstellen hören oft von Angehörigen den Satz: „Solange die Oma, der Opa nicht ins Bett macht, darf sie/er zu Hause bleiben. Aber wenn das nochmals passiert, muss sie/er ins Heim." Ganz abgesehen vom menschlichen Aspekt führt das zu nicht unerheblichen Kosten – sowohl für die Betroffenen als auch für die Allgemeinheit bzw. das Gesundheitssystem.

ES BEGINNT HARMLOS

Inkontinenz beginnt in vielen Fällen mit einem tröpfchenweisen Harnverlust. Betroffene helfen sich zunächst meist mit ungeeigneten Mitteln selbst – ohne zu wissen, dass dieses Problem so gut wie nie wieder von selbst verschwindet, sondern im Gegenteil bei Nichtbehandlung immer größer und belastender wird. Eine Kernbotschaft dieses Buches soll an dieser Stelle gleich vorweggenommen werden: Betroffene sind gut beraten, schon bei den ersten Anzeichen einer Inkontinenz Hilfe bei professionellen Akteuren im Gesundheitswesen zu suchen!

Je früher mit gezielten Maßnahmen begonnen wird, desto schneller ist ein Therapieerfolg zu erwarten.
Dieser Aussage folgt die zweite Kernbotschaft dieses Buches: Es ist nie zu spät, eine Therapie zu beginnen. Auch wenn Inkontinenz nicht in

---

MICHAELA (61): „DU WEISST DOCH, DASS DAS DIE KATZE IST."

Michaela (61), Tochter einer 92-jährigen Betroffenen, wendet sich hilfesuchend an eine Inkontinenzberatungsstelle und bittet um einen Hausbesuch. Vorab berichtet Michaela, dass ihre Mutter unter ungewolltem Harnverlust leide. Gleichzeitig verweigert ihre Mutter das Tragen von Einlagen oder Schutzhosen, obwohl sie mittlerweile zu jeder Tages- und Nachtzeit Harn verliert. Michaela ist völlig überfordert und kommt mit dem Wäschewaschen nicht mehr nach.

Beim Hausbesuch zeigt sich die Mutter unkooperativ: „Ich habe kein Problem", betont sie. Selbst als Michaela den Inkontinenzberaterinnen das völlig durchnässte Bett zeigt, schafft es die Mutter nicht, sich ihr Problem einzugestehen. Sie reagiert empört: „Du weißt doch, Kind, dass das die Katze ist. Was redest du da nur, und noch dazu vor Fremden. So hab ich dich nicht erzogen. Und überhaupt bildest du dir das alles nur ein".

Was geht in der Mutter vor? Die 92-Jährige ist in ihrer Lebensweise stark beeinträchtigt, sie hört und sieht schlecht und ist in ihrer Mobilität eingeschränkt. Sie benötigt fremde Hilfe bei der Körperpflege und beim Essen und ist völlig abhängig von ihrer Tochter. Und nun verliert sie auch noch Harn. All das löst bei der Mutter große Angst aus. Angst vor Bloßstellung, Demütigung und Zurückweisung. Das Letzte, was sie noch hat – ihre Würde – wird ihr nun durch den unkontrollierbaren Harnverlust genommen. Es ist verständlich, dass sie versucht, die Situation zu negieren. ■

jedem Fall heilbar ist, kann die Situation und Lebensqualität der Betroffenen merklich verbessert werden.

Angehörige, Betreuende und professionelle Pflegepersonen spüren in Situationen, in denen Betroffene nicht in der Lage sind, sich helfen zu lassen bzw. sich das Problem überhaupt einzugestehen, sehr oft ein Gefühl der Hilflosigkeit und Ohnmacht.

▸▸ **Seite 28**, Praxisbeispiel „Michaela"

Hat nicht jeder die Aufgabe und Pflicht, sein Fachwissen sofort an die Frau/den Mann zu bringen und alle pflegerischen Interventionen so rasch wie möglich einzuleiten?

An derartige Grenzen zu stoßen ist besonders in der Pflege oft schwer zu ertragen und wird bei dem Tabuthema „Inkontinenz" noch intensiver erlebt. Realitätsorientierte und sofortige Einleitung pflegerischer Maßnahmen sind bei einer derartigen Sachlage jedenfalls NICHT ratsam. Um mit diesen Situationen gut umgehen zu können, ist fachliches Hintergrundwissen und/oder Erfahrung notwendig. Im Fall der 92-jährigen Mutter (Beispiel auf Seite 28) reagieren erfahrene Pflegepersonen einfühlsam und nicht wertend, wenn Gefühle an- und ausgesprochen werden. Positive Wertschätzung und warmherziges Agieren sind die einzige Möglichkeit, hier ein „Einsehen" und eine Zustimmung zu einer Therapie zu erreichen. Generell gilt aber: Wenn der/die Betroffene nicht „bereit" dazu ist, kann die Situation im Moment nicht verändert werden.

Was in diesem Fall auch ohne Einlenken der Mutter sofort erfolgen kann, ist die Aufklärung der Angehörigen über die pflegerische Einschätzung, die verschiedenen Formen der Harninkontinenz, über verfügbare und zielführende Hilfsmittel, über Förderungs- und Finanzierungsmodi der Kassen und das generelle Prozedere. Die Pflegenden sollen schon jetzt die vorhandenen Möglichkeiten erkennen, um sie dann nützen zu können, wenn die Zeit für ein Einsehen des/der Betroffenen gekommen ist.

Ein gemeinsam erstellter Maßnahmenplan verändert die Situation im Moment nicht wesentlich, aber er nimmt ihr die Schärfe und die Ohnmacht.

Fachliche Aufklärung, Wertschätzung und das Wissen, dass man mit diesem Problem nicht alleine ist, nimmt den psychischen, physischen, sozialen und finanziellen Aspekten der Inkontinenz den Schrecken.

RISIKOGRUPPEN

Durch das frühzeitige Erkennen einer beginnenden Inkontinenz bei besonders gefährdeten Personengruppen und eine Einleitung von spezifischen Maßnahmen kann man den Betroffenen oft viel Leid ersparen.

Generell steigt mit zunehmendem Alter das Risiko, an Harninkontinenz zu erkranken. Ab dem 50. Lebensjahr nimmt es dann, statistisch betrachtet, deutlich und laufend zu.

Weitere Inkontinenz-Risikogruppen:

- Frauen im mittleren Alter
- Mütter, deren Beckenboden durch Schwangerschaft/Entbindung einer erhöhten Belastung ausgesetzt war
- Menschen mit erhöhtem Körpergewicht
- Ältere Menschen, deren körperliche oder geistige Leistungsfähigkeit beeinträchtigt ist
- Menschen mit einer neurologischen Erkrankung (Schlaganfall, Multiple Sklerose, Morbus Parkinson, Demenz, nach langjähriger Zuckerkrankheit, ...)
- Menschen, die regelmäßig Medikamente wie Entwässerungsmittel, Beruhigungsmittel, Schlafmittel, Schmerzmittel einnehmen
- Menschen, die an Blasenentzündung, chronischer Stuhlverstopfung, Veränderungen der Prostata (auch nach Operation) bzw. Frauen, die an Hormonmangel im und nach dem Wechsel leiden.

In diesem Buch werden die verschiedenen Ursachen und Verläufe einer Inkontinenz bei all diesen Risikogruppen aufgearbeitet und erklärt.

Diese Informationen sollen helfen, Inkontinenz schon im Anfangsstadium zu erkennen und so früh wie möglich Maßnahmen zu setzen.

Harninkontinenz: Was im Körper passiert…

Um die verschiedenen Harninkontinenzformen unterscheiden und verstehen zu können, ist es notwendig, Funktion und Lage der für die Ausscheidung zuständigen inneren Organe (Niere, Harnblase, …) prinzipiell zu verstehen. Denn so verschieden die Formen sind, so verschieden sind auch die Therapien.

Im menschlichen Körper gibt es zwei verschiedene Arten von Muskeln: Die „quergestreifte Muskulatur" kann mit Willenskraft bewegt werden. Dazu zählt zum Beispiel die Arm- und Beinmuskulatur.

Im Gegensatz dazu unterliegt die „glatte Muskulatur" nicht der bewussten Kontrolle. Sie wird über das Nervensystem gesteuert. Zu dieser Muskelform gehören unter anderem der Darm und die Harnblase.

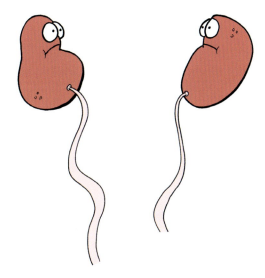

DIE NIEREN

Wesentlich im Zusammenhang mit Inkontinenz sind die Nieren. Jeder gesunde Mensch hat zwei davon – und zwar links und rechts der Wirbelsäule zwischen Becken und Brustkorb. Die Nieren sind für die Urin-Produktion zuständig.

Die Harnleiter führen wie zwei Schläuche den Urin von den Nieren in die Harnblase. Damit dies nur in eine Richtung funktioniert und Urin nicht irrtümlicherweise aus der Harnblase in Richtung Niere zurückfließt (z.B. bei einem Kopfstand), hat die Natur die Einmündung des Harnleiters in die Harnblase mit speziellen Sicherungsmechanismen ausgestattet.

DIE HARNBLASE

Die Harnblase ist ein glatter Muskel, der tief unten im Becken liegt – bei Frauen befindet sie sich in unmittelbarer Nähe zu Gebärmutter und Darm. Ihre Funktion liegt auf der Hand: Die Aufnahme des Harns, wobei sich die Blase vergrößert und ausdehnt.

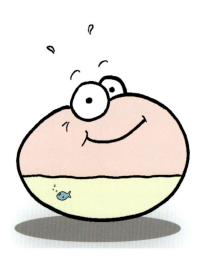

Beim Toilettengang entleert sie sich wieder und zieht sich zusammen wie ein Luftballon. Die Blase dient also als Zwischenspeicher.

Die Blase hat – je nach Körperbau – ein ungefähres Fassungsvermögen von ¼–½ Liter. Bei kleinen zarten Frauen ist sie kleiner, bei großen, kräftigen Männern oft größer. Am unteren Ende der Harnblase befindet sich der Blasenhals, der mit dem schmalen Teil eines Trichters verglichen werden kann. Dieser Blasenhals wird schmäler und geht in die Harnröhre über.

HARNRÖHRE UND SCHLIESSMUSKEL

Auch die Harnröhre ist ein glatter Muskel und unterliegt daher nicht der menschlichen Willenskraft. Bei Frauen ist er etwa 2,5–5 cm lang und mündet in die Scheide. Die männliche Harnröhre ist mit ungefähr 20–25 cm deutlich länger und endet an der Penisspitze.

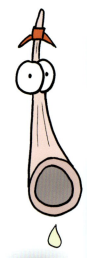

Bei Männern und Frauen durchzieht die Harnröhre den Beckenbodenmuskel. Um zu verhindern, dass wir ständig Harn verlieren, befinden sich an dieser Stelle zwei ringförmige Muskeln – der innere und der äußere Schließmuskel. Beim Toilettengang öffnen sich beide, damit der Urin aus der Blase abfließen kann. Sie schließen sich wieder, sobald die Blase entleert ist.

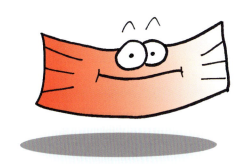

DER BECKENBODENMUSKEL

Dem quergestreiften „Beckenbodenmuskel" kommt bei der Erkennung und Behandlung von Inkontinenz eine große Bedeutung zu.

Er gleicht von der Form her einer flachen Obstschüssel und hat die Aufgabe, die im Bauchraum befindlichen Organe (Darm, Harnblase, bei Frauen die Gebärmutter) in Position zu halten.

Bei Männern und Frauen ist dieser Muskel unterschiedlich ausgeprägt, da er u.a. bei der natürlichen Geburt eine wesentliche Rolle spielt.

DIE PROSTATA (VORSTEHERDRÜSE)

Die Prostata und die dazugehörige Vorsorgeuntersuchung ist Männern spätestens ab 40 ein Begriff. Die Prostata wiegt nur 20 Gramm und kann doch im Alter eine immense Belastung für das starke Geschlecht werden. Sie besteht aus Drüsen, die von einer Kapsel aus Bindegewebe umgeben und in einen Muskelkörper eingebettet sind.

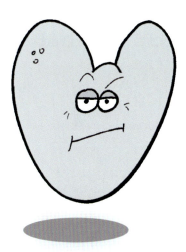

Die kastaniengroße Prostata grenzt oben an den Boden der Harnblase. Nach unten erreicht sie mit ihrer Spitze den Beckenboden. Die Rückseite grenzt an den Mastdarm und kann an dieser Stelle bei Untersuchungen getastet werden.

TEAMWORK IM KÖRPER

Wie spielen nun all diese Organe zusammen, wenn man Harndrang verspürt und die Toilette aufsucht?

Vielen Menschen ist das sicher schon passiert: sie kommen nach einem arbeitsreichen Tag oder nach einem Einkauf nach Hause. Genau vor der Wohnungstüre stellt sich plötzlich ein intensiver Harndrang ein. Durch Überkreuzen der Beine, instinktives Zusammenzwicken und unbemerktes schnelles Atmen kann dieser Harndrang kontrolliert werden.

Sofern bei der betroffenen Person kein Inkontinenzproblem besteht, kommt es in dieser Situation zu keinem ungewollten Harnabgang. Damit ein Entleerungsablauf stattfinden kann, ist ein Zusammenspiel des Gehirns, des Entleerungszentrums im Rückenmark (Lendenwirbelsäule), des Blasenmuskels und der beiden Schließmuskeln notwendig.

Harninkontinenz: Was im Körper passiert...

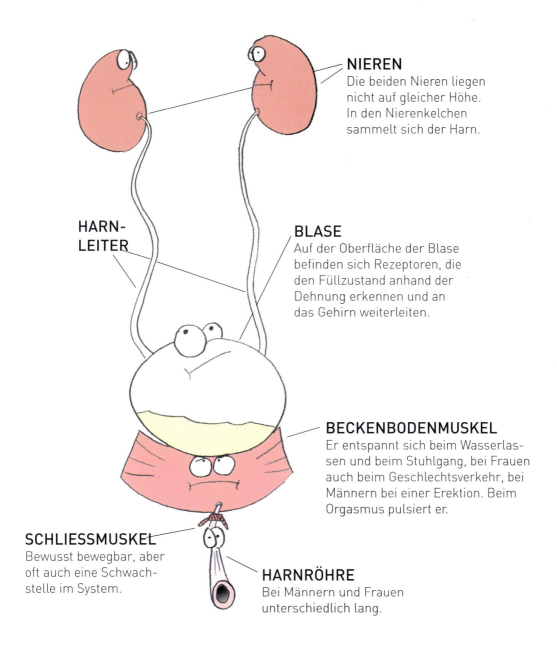

NIEREN
Die beiden Nieren liegen nicht auf gleicher Höhe. In den Nierenkelchen sammelt sich der Harn.

HARNLEITER

BLASE
Auf der Oberfläche der Blase befinden sich Rezeptoren, die den Füllzustand anhand der Dehnung erkennen und an das Gehirn weiterleiten.

BECKENBODENMUSKEL
Er entspannt sich beim Wasserlassen und beim Stuhlgang, bei Frauen auch beim Geschlechtsverkehr, bei Männern bei einer Erektion. Beim Orgasmus pulsiert er.

SCHLIESSMUSKEL
Bewusst bewegbar, aber oft auch eine Schwachstelle im System.

HARNRÖHRE
Bei Männern und Frauen unterschiedlich lang.

HARNDRANG AHOI!

Damit ein geregelter Entleerungsablauf stattfinden kann, muss das Gehirn mit dem Entleerungszentrum im Rückenmark (Lendenwirbelsäule), mit dem Blasenmuskel und den beiden Schließmuskeln zusammenspielen.

Stellen Sie sich vor, die Harnblase ist ein Schiff, das sich füllt und dehnen kann:

- Die Matrosen, die im Blasenmuskel sitzen, spüren die Ausdehnung. Sofort melden sie an den Steuermann (Entleerungszentrum im Rückenmark): „Blase voll".

- Der Steuermann gibt diesen Befehl an den Kapitän (Gehirn) weiter: „Blase voll!"

- Der Kapitän erkennt, dass die Position „Toilette" noch nicht erreicht ist, und befiehlt dem Steuermann: „Schotten dicht halten. Keine Entleerung! Schließmuskel bleibt geschlossen!"

Endlich in der Wohnung angelangt, wird alles, was den Toilettengang behindert, fallen gelassen. Der Weg zur Toilette ist bewältigt.

- Der Kapitän erkennt, dass die Position „Toilette" erreicht ist, und gibt Befehl an den Steuermann: „Entleerungssequenz starten!"

- Der Steuermann öffnet beide Schließmuskeln und zieht die Blase zusammen. Die Blase entleert sich. Erleichterung bei Mensch und Crew.

Harninkontinenz: Was im Körper passiert...

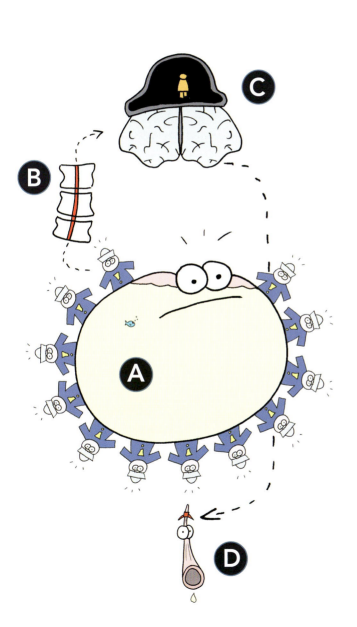

VOM HARNDRANG ZUR BEWUSSTEN ENTLEERUNG: DER NORMALE PROZESS

A. BLASE
Die volle Blase dehnt sich aus. Rezeptoren an der Außenwand der Blase erkennen diese Ausdehnung und melden das ans Rückenmark weiter.

B. RÜCKENMARK
Das sogenannte Entleerungszentrum leitet den Zustand „Volle Blase" ans Gehirn weiter.

C. GEHIRN
Das Gehirn startet den Entleerungsprozess, indem es Befehle an die Blase (Zusammenziehen) und an den Schließmuskel (Öffnen) weitergibt.

D. SCHLIESSMUSKEL
Der Schließmuskel öffnet sich gleichzeitig mit dem Zusammenziehen der Blase. Die Entleerung beginnt.

Ist nur eine der drei Informationsleitungen (Blase, Rückenmark, Gehirn) gestört, findet keine kontrollierte Entleerung mehr statt.

▸ HARNINKONTINENZFORMEN UND -THERAPIEN

Welche Inkontinenzform liegt vor?
Fachmedizinische Bezeichnungen
Belastungsinkontinenz bei der Frau
Belastungsinkontinenz beim Mann
Dranginkontinenz
Mischinkontinenz
Überlaufinkontinenz
Reflexinkontinenz
Extraurethrale Inkontinenz
Kindliches Bettnässen

Welche Inkontinenzform liegt vor?

Die verschiedenen Harninkontinenzformen unterscheiden sich wesentlich voneinander und erfordern auch völlig unterschiedliche Therapieansätze. Auf den folgenden Seiten werden alle existierenden Formen ausführlich vorgestellt. Die folgende Tabelle soll Betroffenen, Angehörigen und Pflegefachkräften Orientierung und eine „Abkürzung" ermöglichen, indem sie von den beobachteten Symptomen direkt auf die Beschreibung der jeweils vorliegenden Inkontinenzform verweist.

Auftretende Symptome	Störung	Harninkontinenzform (im Buch verwendeter Begriff)	Seite
• Harnverlust bei Husten, Niesen, Lachen	Speicherproblem (Harnverlust)	Belastungsinkontinenz	42
• Harnverlust mit einem Drang einhergehend • Häufiges Urinieren von kleinen Mengen tagsüber und auch nachts	Speicherproblem (Harnverlust)	Dranginkontinenz	77
• Harnverlust bei Husten, Niesen • Harnverlust mit Drang	Speicherproblem (Harnverlust)	Mischinkontinenz	96
• Erhöhter Restharn • Gefüllte Blase vom Arzt tastbar • Unfreiwilliger Harnverlust	Entleerungsproblem (Harnverhalten)	Überlaufinkontinenz	100
• Unfreiwilliger Harnverlust in regelmäßigen Intervallen • Fehlende/eingeschränkte Wahrnehmung der Blasenfüllung	Speicherproblem und Entleerungsproblem	Reflexinkontinenz	115
• Beobachtbarer ständiger Harnverlust über andere Kanäle als die Harnröhre	Speicherproblem und Entleerungsproblem	Extraurethrale Inkontinenz	119

Fachmedizinische Bezeichnungen

Um dieses Buch auch für medizinische Laien lesbar zu machen, verwenden wir auf den folgenden Seiten möglichst einfache Begriffe für die verschiedenen Inkontinenzformen. Um Missverständnissen vorzubeugen und auch die Gesprächsbasis von Betroffenen mit Ärzten und Kontinenzberatern zu erleichtern, finden sich in untenstehender Tabelle die medizinisch korrekten Bezeichnungen.

Harninkontinenzform (im Buch verwendeter Begriff)	Medizinisch korrekte Bezeichnung (seit 2002)*	Medizinisch korrekte Bezeichnung (bis 2002)*
Belastungsinkontinenz	Belastungsinkontinenz	Stressinkontinenz
Dranginkontinenz	Detrusorüberaktivität	Dranginkontinenz
- durch das Vorliegen einer neurologischen Erkrankung	- neurogen	- motorisch
- durch eine Erkrankung oder Überempfindlichkeit der Blase	- symptomatisch	- sensorisch
- aus unbekannte(r) Ursache(n)	- idiopathisch	
Mischinkontinenz	Mischinkontinenz	Kombinierte Stress-/Dranginkontinenz
Überlaufinkontinenz	Chronische Harnretention mit Harnverlust	Überlaufinkontinenz
Reflexinkontinenz	Neurogene Detrusorüberaktivität ohne Harndrang	Reflexinkontinenz
Extraurethrale Inkontinenz	Extraurethrale Harninkontinenz	Extraurethrale Inkontinenz

*...Diese Bezeichnungen der verschiedenen Harninkontinenzformen wurden von der International Continence Society (ICS) festgelegt und gelten in medizinischen Fachkreisen als internationaler Standard. Die ICS ist eine internationale Vereinigung von Fachärzten und Experten, die sich mit Erforschung, Weiterbildung und Enttabuisierung des Themas „Inkontinenz" beschäftigen.

Belastungsinkontinenz bei der Frau

Belastungsinkontinenz – auch unter der Bezeichnung „Stressinkontinenz" bekannt – ist die häufigste Inkontinenzform und zählt zu den sogenannten „Speicherproblemen". Aufgrund der verschiedenen anatomischen Gegebenheiten gibt es im Verlauf große Unterschiede zwischen Männern und Frauen. Daher wird diese Inkontinenzform in männlicher und weiblicher Ausprägung in jeweils eigenen Kapiteln behandelt.

Belastungsinkontinenz betrifft aufgrund des speziellen anatomischen Körperbaus besonders Frauen im mittleren und höheren Lebensalter. Belastungsinkontinenz tritt in drei verschiedenen Schweregraden auf:

1. Grad/leicht:
Harnverlust beim Lachen, Husten, Niesen

2. Grad/mittel:
Harnverlust beim Gehen, Treppensteigen, Laufen, Springen

3. Grad/schwer:
Harnverlust beim Aufstehen und als ständige Begleiterscheinung im Alltag

Bei jedem Lachen, Husten, Niesen, beim Heben schwerer Lasten oder sportlicher Betätigung entsteht Druck im Bauch. Dieser wiederum drückt nach unten auf den Beckenbodenmuskel. Ist die Harnblase gefüllt, drückt auch diese zusätzlich auf den Beckenboden. Solange der Beckenbodenmuskel noch fest oder gut trainiert ist, hat man alles unter Kontrolle, da sich Beckenbodenmuskel und äußerer Schließmuskel gleichzeitig zusammenziehen und den Druck ausgleichen.

Ist der Beckenbodenmuskel jedoch geschwächt, verändert er seine Form – von der gesunden, funktionellen „flachen Obstschüssel" zu einer nicht so funktionellen Hängemattenform. Damit kann die von der Natur vorgegebene Aufgabe, sämtliche Organe im Bauchraum in der richtigen Lage zu halten, nicht mehr bzw. nur ungenügend erfüllt werden. Harnröhre

HERTHA (58):
EINE FEUCHT-FRÖHLICHE RUNDE

Nicht nur negative Belastungen – im Sinne von „Arbeit" – können bei Vorliegen einer Belastungsinkontinenz für unangenehme Überraschungen sorgen: Auch ein netter Abend mit guten Freunden kann – aus körperlicher Sicht – eine Belastung darstellen.

Hertha liebt die Heurigenabende, zu denen sie sich regelmäßig mit ihren engsten Freunden trifft. Als sich nach den ersten Gläschen ihre Blase zum ersten Mal meldet, will sie die gute Stimmung nicht unterbrechen. Da sie in der Mitte einer Bank sitzt, ist es ihr unangenehm, dass alle Sitznachbarn wegen ihr aufstehen müssten. „Vielleicht steht ja ohnehin gleich jemand anderer auf", denkt sich Hertha. „Da kann ich mich dann anschließen."

Hertha bleibt sitzen, die Gespräche gehen launig weiter und ihr Gegenüber gibt eine besonders pointierte Geschichte zum Besten. Hertha lacht gemeinsam mit allen anderen los und hält plötzlich wie vom Blitz getroffen inne. Sie bemerkt, dass sie Harn verloren hat. Die „Belastung" des Lachens hat ausgereicht, um einen unfreiwilligen Harnverlust herbeizuführen.

Hertha ist schockiert, ihre gute Laune plötzlich wie weggeblasen. Sie denkt nur an eines: „Wie soll ich jetzt nur aufstehen? Mein Malheur ist sicherlich für jeden sichtbar." Sie wartet weiter ab. Zu ihrem Glück verabschieden sich einige Anwesende. Sie nützt die Gelegenheit des allgemeinen Aufbruchs und fährt nach ein paar hastig hingeworfenen Abschiedsworten nach Hause. Am nächsten Tag besorgt sie sich in einem Drogeriemarkt Slipeinlagen, um nie mehr in so eine peinliche Situation zu kommen.

Sie vereinbart auch einen Termin bei einem Urologen, da sie der Meinung ist, dass dieser bei ungewolltem Harnverlust der richtige Ansprechpartner ist. Doch dieser verweist sie nach einem ausführlichen Aufklärungsgespräch an ihren Gynäkologen. Dieser erklärt ihr, dass sie einen schwachen Beckenbodenmuskel hat, und schickt sie zum Beckenbodentraining. Obwohl sie anfangs sehr skeptisch ist, nimmt sie regelmäßig daran teil.

Schon nach zwei Monaten bemerkt Hertha eine wesentliche Verbesserung. Sie verliert beim Husten, Niesen und Lachen keinen Harn mehr und blickt dem nächsten Heurigenbesuch ohne Angst entgegen. ∎

und Schließmuskel rutschen tiefer und werden etwas auseinandergezogen. Sobald es zu einer Druckerhöhung im Bauchraum (Husten, Lachen, Niesen usw.) kommt, vermag die Muskulatur nicht mehr „abzudichten". Auch Harnblase, Gebärmutter und Darm verändern ihre Lage.

Viele Frauen sind mit den Folgen eines ausgedehnten Beckenbodenmuskels konfrontiert, ohne dass sie sich dessen bewusst sind. Nämlich dann, wenn der Urologe oder Gynäkologe – meist in einem lapidaren Nebensatz – feststellt: „Sie haben eine Blasen- und Gebärmuttersenkung".

Oft wird auch ein „Vorfall" diagnostiziert. Darunter versteht man eine Erschlaffung des Gewebes. Man kann sich das wie bei einem elastischen Netz vorstellen, das durch Ausdehnung weitere Maschen bekommt. Zu dieser Diagnose kommt es, wenn der Beckenbodenmuskel sehr ausgedehnt ist und die Organe nicht mehr an Ort und Stelle halten kann. Üblicherweise wird hier nichts unternommen. Denn solange keine Probleme auftreten, besteht kein Handlungsbedarf!

Bei Frauen ist der Beckenbodenmuskel dreimal unterbrochen (Darm, Scheide, Harnröhre), bei Männern nur zweimal (Harnröhre, Darm). Aus

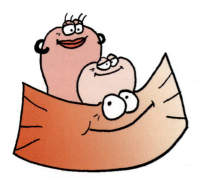 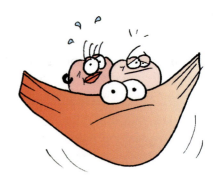

STÜTZFUNKTION
Der gesunde Beckenbodenmuskel hält Gebärmutter und Blase in der anatomisch korrekten Position (links). Verliert er diese Stützfunktion, rutschen Gebärmutter und Blase nach unten (rechts) – und es kann z.B. zu einem Scheidenvorfall kommen.

SANDRA (24):
INKONTINENZ TROTZ FITNESS UND JUGEND

Sandra ist eine 24-jährige Sportstudentin und Alleinerzieherin einer vier Monate alten Tochter. Als sie die Gelegenheit bekommt, sich als Fitnesstrainerin etwas dazuzuverdienen, greift sie zu. Schließlich sind anständig bezahlte Teilzeitjobs nicht so leicht zu bekommen. Während Sandra bis zu sechs Stunden pro Tag Aerobicstunden gibt, wird ihre Tochter von einer Tagesmutter betreut. Alles funktioniert auf Anhieb bestens.

Nach einigen Wochen verliert Sandra bei der dritten Trainingsstunde plötzlich Harn – ein beunruhigendes Erlebnis, das die junge Mutter als Folgeerscheinung der Schwangerschaft interpretiert. Als sich das unangenehme Erlebnis wiederholt, achtet sie darauf, vor Beginn der Trainingsstunden ihre Blase zu entleeren. Als das nicht hilft, nimmt sie weniger Flüssigkeit zu sich.

Doch der Harnverlust passiert immer wieder. Auch die Verwendung von weiten Trainingshosen, in die sie dezent und unauffällig Monatsbinden einlegen kann, nützt nichts. Obwohl Sandra eine intelligente, aufgeschlossene und durchtrainierte Frau ist, sucht sie keinen Arzt und keinen Facharzt auf. Dieses Problem ist ihr einfach zu unangenehm. Sie beschließt, es zu ignorieren. Irgendwann wird es schon aufhören.

Sandra experimentiert mit aufsaugenden Materialien und stopft ihre Unterwäsche schließlich mit Monatsbinden aus. Damit kann ich leben, denkt sie sich.

Ein paar Wochen später verspürt Sandra beim Duschen nach der letzten Trainingseinheit ein überaus unangenehmes Gefühl im Genitalbereich. Es fühlt sich an, als ob sie etwas „verliert". Erschrocken tastet sie sich ab und bemerkt entsetzt, dass etwas aus ihrer Scheide ragt, das sie nicht identifizieren kann.

In Panik sucht sie ihren Frauenarzt auf, der einen Scheidenvorfall diagnostiziert. Der Arzt legt Sandra den Besuch einer Beckenbodengymnastik nahe. Sie befolgt den Rat. Und wirklich: Die Beschwerden nehmen binnen kürzester Zeit ab und Sandras Leben normalisiert sich.

Sandra ist so beeindruckt von dem Erfolg, dass sie in ihren Fitnesskursen das Beckenbodentraining einbaut und dadurch bei vielen Frauen ein Bewusstsein für diesen Aspekt schafft. ■

diesem Grund ist der männliche Beckenboden weitaus stabiler als bei Frauen. Die Folge: Männer leiden kaum unter Belastungsinkontinenz, wenn nicht eine Operation in diesem Körperbereich durchgeführt wurde.

Obwohl der Beckenbodenmuskel wie die Arm- oder Beinmuskulatur zu den quergestreiften Muskeln zählt, fristet er in den Köpfen der Menschen ein „Mauerblümchendasein". Während man seinen Bewegungsapparat durch Laufen, Gehen oder im Fitnessstudio in Schuss hält, steht der Beckenbodenmuskel auf keinem herkömmlichen Trainingsplan. Eigentlich paradox, wenn man bedenkt, wie viel Arbeit dieser Muskel täglich leistet und wie wesentlich er für unsere Lebensqualität ist.

Viele Frauen hören das Wort „Beckenbodenmuskel" zum ersten Mal als werdende Mutter oder nach der Geburt des ersten Kindes. Die sogenannte „Wochenbettgymnastik" gehört heute zum Empfehlungsrepertoire vieler engagierter Physiotherapeuten oder Hebammen. Kein Wunder: Nirgends wird der Beckenbodenmuskel so beansprucht und in Mitleidenschaft gezogen wie bei Schwangerschaft und Geburt.

Tatsächlich leiden viele Frauen, die Kinder geboren haben, unter Belastungsinkontinenz – auch wenn darüber selten gesprochen wird.

Durch diese Tabuisierung wird Beckenbodentraining noch immer von vielen als verklärtes Entspannungs- und Gruppentraining belächelt, weil die negativen Folgen bei Nicht-Beachtung von Betroffenen aus Peinlichkeit verschwiegen werden. So entsteht der Eindruck, es handle sich um Symptome, die in der Praxis so gut wie nie vorkommen.

Hinzu kommt, dass man sich als werdende Mutter in einem Ausnahmezustand befindet, in dem man auf das Ereignis der Geburt fokussiert ist. Das Kind und das Wohlergehen des Kindes stehen im Vordergrund. An den eigenen Körper, der ja im Rahmen der neun Monate Schwangerschaft Erstaunliches leistet, wird kaum – und wenn, dann in optischer/kosmetischer Hinsicht – gedacht.

Es wäre wünschenswert, die Bedeutung des Beckenbodenmuskels schon viel früher zu thematisieren – z.B. im Schulunterricht für 12- oder 13-jährige Mädchen. In diesem Alter besteht bereits die nötige Reife, um sich mit dieser Thematik auseinanderzusetzen.

RISIKOFAKTOR ÜBERGEWICHT

Ein weiteres Risiko für Belastungsinkontinenz ist Übergewicht. Bei Frauen mit hohem BMI (Body Mass Index) ist der Druck im Bauchraum ständig erhöht. Abnehmen entlastet den Beckenboden. Zwei Drittel jener Frauen, die an Inkontinenz leiden, haben Übergewicht. Bei höherem Körpergewicht führt körperliche Belastung besonders oft zu unwillkürlichem Verlust von Urin. Bedingt durch die anatomischen Verhältnisse und ein im Vergleich zu Männern weniger festes Bindegewebe gibt der Beckenboden bei Frauen leichter nach. Dadurch rutschen Blase und Harnröhre tiefer in den Bauchraum und der Beckenboden wird zusätzlich belastet.

Auch Frauen, die schwere Arbeit verrichten (z.B. Krankenpflegefachkräfte oder andere Berufsgruppen, die schwer tragen, viel stehen oder oft Hebebewegungen durchführen), sind einem großen Belastungsinkontinenz-Risiko ausgesetzt.

MARTHA (37): AUF DIE SPORTART KOMMT ES AN

Martha betrachtet sich an ihrem 37. Geburtstag missmutig im Spiegel. Nach drei Geburten bringt sie rund 20 Kilogramm mehr auf die Waage als vor Beginn der ersten Schwangerschaft. Sie hat schon mehrere Diäten versucht – allerdings nicht wirklich erfolgreich. Auch die anfängliche Motivation, mehr Sport zu treiben, verebbte kurze Zeit nach dem Erwerb der Fitnesscenter-Monatskarte. Ein regelmäßiger Besuch ließ sich zeitlich mit Familie, Haushalt und Berufstätigkeit nicht mehr vereinbaren. „Warum beginnst du nicht zu laufen", rät ihr eine Freundin. „Das kannst du spontan machen, wenn es deine Zeit erlaubt." Also beginnt Martha zu laufen – und es gefällt ihr.

Nach einer Woche Lauferfahrung geschieht etwas Ungewöhnliches: Martha spürt, wie sie beim Laufen Harn verliert. Sie sucht einen Urologen auf. Dieser gibt ihr den Rat, weiterhin Sport zu betreiben, aber statt Laufen auf Radfahren oder Walken umzusteigen, da diese Sportarten den durch Geburt und Übergewicht übermäßig belasteten Beckenbodenmuskel weitaus weniger beanspruchen. Martha befolgt den Ratschlag und besucht auch noch einen Kurs für Beckenbodengymnastik. Der Harnverlust wiederholt sich nicht, sie entdeckt die Freude an der Bewegung und nimmt in sechs Monaten 8 Kilogramm ab. ■

Klarerweise führen auch Sportarten wie Laufen, Hoch- oder Weitsprung oder Gewichtheben zu einer Belastung des Beckenbodenmuskels.

▶▶ **Seite 47,** Praxisbeispiel „Martha"

Aber nicht immer ist ein übermäßig belasteter Beckenbodenmuskel der Auslöser: Auch ein Hormonmangel im und nach dem Wechsel kann diese Inkontinenzform begünstigen.

Hormone haben im weiblichen Körper viele Funktionen – unter anderem jene, die Innenseite der Harnröhre mit einem dicken Schleimhautpolster zu überziehen. Wenn diese Funktion nachlässt, baut sich der Schleimhautpolster ab und der Hohlraum an der Innenseite der Harnröhre vergrößert sich. Auch ein funktionierender Verschlussmuskel kann diesen vergrößerten Querschnitt nicht mehr abdichten.

Besonders tabubehaftet ist ein Harnverlust beim Geschlechtsverkehr, der bei Frauen mit schwachem Beckenboden vorkommen kann. Betroffene Frauen berichten, dass bei Flüssigkeitsabgängen, die den Orgasmus begleiten, sehr oft auch Urin abgeht.

▶▶ **Seite 49,** Praxisbeispiel „Cornelia"

Belastungsinkontinenz schränkt die Lebensqualität der betroffenen Frauen immens ein. Dennoch verzichten viele aus Scham oder Angst darauf, sich anderen anzuvertrauen bzw. professionelle Hilfe in Anspruch zu nehmen. Ein fataler und bedauernswerter Entschluss, denn es gibt eine Vielzahl von nicht-operativen (konservativen) und operativen Therapiemöglichkeiten.

CORNELIA (42):
HARNVERLUST BEIM GESCHLECHTSVERKEHR

Cornelia ist Hausfrau und dreifache Mutter. Die zweite Geburt war für die heute 42-Jährige sehr belastend. Da ihr die Kraft zum Pressen fehlte, musste ihre zweite Tochter mit der Zange geholt werden. Nach der Geburt ihres Sohnes drei Jahre später war Cornelia für kurze Zeit inkontinent. Zwar besserte sich die Situation schnell wieder, doch seit damals verliert sie beim Husten, Lachen, Niesen und Heben manchmal Harn.

Cornelia hilft sich selbst mit Monatsbinden. Nie im Leben könnte sie mit ihrem Mann über so etwas reden. Dieser hätte kein Verständnis für solche Dinge. Verheimlichen ist die bessere Option für sie.

Doch dann kommt es beim Geschlechtsverkehr zu einem Vorfall. Während Cornelia zum Orgasmus kommt, verliert sie Harn. Ihr Mann bemerkt davon anfangs nichts. Doch als er den großen Fleck auf dem Leintuch sieht, ist er merklich abgestoßen und verschwindet für längere Zeit in der Dusche. Danach lässt er eine spitze Bemerkung fallen, dass er so etwas nicht mehr erleben möchte. Cornelia ist verstört und verängstigt.

Ab diesem Zeitpunkt fehlt ihr die Lust und die Freude, mit ihrem Mann sexuell zu verkehren. Sie behilft sich mit Ausreden und Ausflüchten. Auch jetzt noch ist sie davon überzeugt, dass sie ihrem Mann nicht die Wahrheit zumuten kann. Sie hat große Angst, ihn zu verlieren. Da Cornelia weiß, dass ihr Mann sehr geruchsempfindlich ist, wechselt sie dreimal täglich die Unterwäsche. Da sie keine Freundin und auch keinen Arzt hat, dem sie sich anvertrauen möchte, bleibt sie mit ihrem Problem alleine.

Irgendwann wird der körperliche und psychische Leidensdruck so groß, dass Cornelia Hilfe sucht. Sie wendet sich an eine Inkontinenzberatungsstelle. Dort fällt ihr beim erstmaligen Artikulieren ihrer Situation richtiggehend ein Stein vom Herzen. Es tut gut, mit anderen darüber sprechen zu können. Auf Anraten der Beraterinnen sucht sie einen Urogynäkologen auf und besucht die Beckenbodengymnastik. Danach findet sie auch den Mut, mit ihrem Mann offen über das Thema zu reden.

Unter Tränen erzählt sie von ihren Problemen und was sie dagegen unternimmt. Cornelias Mann ist zwar anfangs schockiert, dann jedoch sehr bewegt und peinlich berührt. Fortan reden sie offen über die Inkontinenz, und durch die Unterstützung ihres Mannes geht es Cornelia auch schlagartig psychisch besser. ■

NICHT-OPERATIVE THERAPIEMÖGLICHKEITEN

Beckenbodentraining (BBT)

Auch wenn das Wort „Beckenbodengymnastik" heute häufiger verwendet wird denn je: Wer nicht selbst einen Kurs besucht hat, weiß selten, wie diese Trainingstechnik wirklich abläuft. Schwierig oder besonders anstrengend ist diese Gymnastik jedenfalls nicht. Im Gegenteil: Einmal erlernt, kann das Training jederzeit und überall durchgeführt werden – also auch im Büro, an der Haltestelle oder zu Hause. Den Beckenboden kann man trainieren, ohne dass Umstehende etwas davon bemerken.

Das bewusste Training der quergestreiften Beckenbodenmuskulatur kräftigt den vor der Harnblase und dem Enddarm gelegenen Schließmuskel. Im Unterschied zu Bodybuildern resultiert dieses Training jedoch nicht in für andere sichtbaren Veränderungen. Es gibt keinen Arnold Schwarzenegger des Beckenbodentrainings und keinen „Mister Beckenbodenmuskel", der nach zelebriertem Anspannen gekürt wird. Und dennoch profitiert man erheblich von einem gut und regelmäßig trainierten Beckenbodenmuskel – indem man im besten Fall Inkontinenz ein Leben lang nur vom Hörensagen kennt.

Viele meiden die Kurse auch, weil sie der Meinung sind, dass Beckenbodentraining (BBT) langweilig ist. Auch hier ein klares Nein: Es ist vielmehr die heißeste Gymnastik der Welt! Denn ein gut trainierter Beckenbodenmuskel sorgt bei Mann und Frau für mehr Spaß beim Sex. Die Genitalzonen werden stärker durchblutet und die Selbstwahrnehmung verbessert. Dadurch kommen Mann und Frau leichter zum Orgasmus.

Was passiert konkret beim BBT?

BBT sollte immer von speziell ausgebildeten PhysiotherapeutInnen angeleitet werden. Der einmalige Besuch eines Kurses reicht aus, um ein Leben lang die Techniken zu beherrschen.

Warum dazu ein Kurs besucht werden sollte, ist leicht erklärt. Bei Selbstversuchen – z.B. von einem Folder oder anhand von Informationen aus dem Internet – kann es passieren, dass die Übungen nicht richtig durchgeführt werden. In diesem Fall sind alle Bemühungen und jede Trainingsdisziplin umsonst. BBT ist zwar nicht anstrengend, aber nicht so leicht zu erlernen wie es den Anschein hat.

Im Gegensatz zum Training des Bewegungsapparates ist der Erfolg des richtigen Trainings nicht mit bloßem Auge zu erkennen, weil sich der Beckenboden ja im Körperinneren befindet. Wenn man den Beckenbodenmuskel anspannt, sieht man von außen gar nichts.

Dieses Buch ist kein vollwertiger Ersatz für den Besuch eines Beckenbodentrainings. Aber hier soll ein ungefährer Eindruck gegeben werden, was bei einem solchen Training unterrichtet wird:

Frauen werden angeleitet, mit ihrer Scheide die Bewegungen einer Seeanemone nachzuahmen. Bei dieser Bewegungsform sollte man die Scheidenmuskulatur in harmonischem Rhythmus locker lassen und wieder zusammenziehen – und dabei auch noch korrekt atmen: Beim Einatmen füllt sich der Brustkorb mit Luft. Der dadurch aufgebaute Druck wird vom Brustkorb in den Bauchraum und von dort an den Beckenbodenmuskel weitergegeben, der sich ausdehnt.

Würde man beim Einatmen den Beckenbodenmuskel anspannen, wäre das ein sinnloses Training. Jeder, der Sport betreibt, weiß, dass es keinen Trainingserfolg bringt, einen ausgedehnten Muskel zu kontrahieren. Das Geheimnis liegt also darin, während des Einatmens zu entspannen und das Zusammenziehen der Scheide (nach bewährter Seeanemonen-Art) nur in der Ausatmungsphase durchzuführen.

Damit alles 100%ig korrekt abläuft, sollte gleichzeitig noch eine Entspannung der Bauch- und Gesäßmuskulatur erfolgen. Das alles klingt kompliziert, ist aber bei korrekter Anleitung und gemeinsamer Übung gut erlernbar.

Vorsicht!

Früher wurde es von vielen FrauenärztInnen als „Trainingsmethode" empfohlen, beim Ausurinieren den Harnstrahl durch Zusammenziehen des Schließmuskels immer wieder bewusst zu unterbrechen. Diese

Empfehlung hört man auch heute noch vereinzelt. Dem durchaus vorhandenen Trainingseffekt steht jedoch die Gefahr einer neurologischen Störung gegenüber. Diese Übung sollte also nicht durchgeführt werden.

Kleine Praxis-Übung

Wer das Ganze einmal in der Praxis versuchen möchte, kann die nachfolgende Übungsanleitung versuchen.

Diese ersetzt – wie gesagt – nicht den Besuch eines Kurses, soll aber ein bisschen Lust auf mehr machen und die Scheu vor dem praktischen Erleben nehmen.

Vorbereitung: Entleeren Sie Ihre Blase, schalten Sie Ihr Handy leise und stellen Sie sicher, dass Kinder drei bis vier Minuten beschäftigt sind – länger dauert diese Übung nicht.

- Setzen Sie sich beim ersten Versuch gemütlich auf einen Sessel und stellen Sie beide Füße auf den Boden.

- Konzentrieren Sie Ihr Bewusstsein auf die Zehen an Ihrem linken Fuß und verweilen Sie dort, bis eine Entspannung eintritt.

- Wandern Sie mit Ihrem Bewusstsein langsam weiter zum linken Unterschenkel. Konzentrieren Sie sich auf diesen Körperteil und entspannen Sie erneut.

- Wiederholen Sie diesen Vorgang am linken Oberschenkel und für Ihr rechtes Bein – von den Zehen bis zum Oberschenkel.

- Weiter geht es über den Gesäßmuskel, Bauchmuskel, Brustkorb, den linken Arm und den rechten Arm. Schließlich zu den Schultern und zum Kopf. Hier können Sie den Entspannungsgrad gut kontrollieren: Die Zunge sollte nicht am Gaumen kleben, sondern entspannt zwischen den Zähnen am Unterkiefer liegen.

- Nun wird die „Seeanemone" aktiv. Entspannen Sie die Scheide beim Einatmen und ziehen Sie sie beim Ausatmen zusammen. Folgen Sie dabei Ihrem eigenen, natürlichen Atem-Rhythmus. Die Bewegung erfolgt nur IM Körper. Die Sitzmuskeln und der Bauch werden nicht bewegt.

Nicht so einfach, oder? Aber Übung macht den Meister. Eine andere Schulweisheit passt allerdings für das Beckenbodentraining nicht: Was „Hänschen nicht lernt", kann Hans beim BBT doch noch lernen. Es ist nie zu spät, anzufangen. Also möge die Übung gelingen. Bitte beachten Sie aber: Diese Übung dient nur als kleiner Einblick in die Welt des Beckenbodentrainings.

Beckenbodenpalpation (BBP)

Eine sehr einfach durchzuführende Möglichkeit, die korrekte Aktivität der Beckenboden-Muskulatur zur überprüfen, ist die „Beckenbodenpalpation". Diese kann vom Frauenarzt während der routinemäßigen Untersuchung durchgeführt werden, indem der Arzt/die Ärztin mit einem Finger in der Scheide den Beckenbodenmuskel ertastet und die Patientin bittet den Beckenboden fest zusammenzuzwicken.

Durch das manuelle Ertasten spürt der Arzt/die Ärztin, ob die Patientin auch wirklich den Beckenboden oder eventuell einen andern Muskel anspannt, und kann entsprechend anleiten („Spannen Sie dort an, wo Sie meinen Finger spüren."). So lässt sich sehr rasch und einmalig ein richtiges Körperempfinden für die Lage des Beckenbodenmuskels entwickeln.

Dieser Methode wurde allerdings trotz der einfachen und schnellen Durchführbarkeit bislang wenig Beachtung geschenkt, da sich diese Hilfestellung in einem sehr intimen Bereich abspielt. Für viele Frauen stellt diese Methode – auch in der geschützten Atmosphäre der Arztpraxis – noch immer einen sehr schwer zu überwindenden Tabubruch und ein Überschreiten der eigenen Schamgrenze dar.

In Anbetracht der Tatsache, dass diese einmalige Hilfestellung ein äußerst konkretes Feedback darstellt, das fortan ein korrektes (und daher wirkungsvolles) Beckenbodentraining ermöglicht, sollte diese Methode verstärkte Aufmerksamkeit bekommen. Klarerweise erfordert die Beckenbodenpalpation in jedem Fall ein starkes Vertrauensverhältnis zwischen Patientin und Arzt/Ärztin. Grundsätzlich gilt: Die Grenzen in der Therapie ziehen immer Patientin und Arzt/Ärztin gemeinsam.

Doch was in der Theorie so einfach ausgesprochen werden kann, erfordert in der Praxis Mut, Vertrauen und den Entschluss, über die bisher gezogenen Grenzen zu gehen.

BBP in der Physiotherapie

Eine BBP kann auch im Rahmen einer Physiotherapie von speziell ausgebildeten Physiotherapeutinnen durchgeführt werden. Dabei nimmt die Trainierende eine Haltung ein, in der die Therapeutin den Beckenbodenmuskel gut kontrollieren kann (zum Beispiel kniend auf die Ellbogen gestützt). Die Therapeutin sitzt seitlich daneben und hält die flache Hand auf den Damm (Bereich zwischen Scheide und Gesäß). Nun wird die Trainierende gebeten, gewisse Wörter und Laute laut auszusprechen. Diese dienen der Therapeutin dazu, die Spannung an der Muskulatur zu ertasten.

Besteht ein gefestigtes Vertrauensverhältnis, begibt sich die Trainierende mit angezogenen Knien in die Seitenlage. Die Therapeutin stabilisiert mit einer Hand das Becken, tastet mit der anderen Hand an und/oder in Anus oder Scheide und weist die Trainierende an, zu husten oder anzuspannen. So kann die Therapeutin spüren, ob der Beckenboden „korrekt" angespannt und entspannt wird.

In dieser Position kann die Trainierende nun auch angewiesen werden, dieses Feedback selbst zu ertasten. Die Therapeutin leitet an, wie man mit dem Finger in der Scheide den eigenen BB richtig ertastet.

Der Sprung über den eigenen Schatten lohnt sich

Auch wenn diese Methode für viele Frauen zu weit jenseits des eigenen Schamgefühls liegt: Das unmittelbare Feedback dieser Vorgehensweise führt zu einer erstaunlichen Wahrnehmungsverbesserung. Die Fähigkeit, den eigenen Beckenboden wahrzunehmen, ist für Betroffene ein großer Motivationsfaktor, „richtiges" Beckenbodentraining regelmäßig und über einen langen Zeitraum hinweg durchzuführen – und dadurch zu spürbaren Erfolgen zu kommen.

CHRISTA (59): „FALSCHES" BECKENBODENTRAINING HILFT NICHT

Christa (59) hat seit einigen Wochen ein Problem: Sie verliert Harn beim Treppensteigen, beim Heben der Einkaufstasche und bei längeren Spaziergängen. Als eine Verkühlung mit starkem Husten hinzukommt, führt jeder kleinere Hustenanfall zu unkontrolliertem Harnverlust.

Christa hat gehört, dass Beckenbodentraining helfen soll. In einem Folder findet sie bebilderte Anweisungen für zu Hause. Sie fängt sofort mit den Übungen an und trainiert in den nächsten Tagen äußerst diszipliniert und motiviert. Trotzdem zeigt sich keine Verbesserung des Zustands. Im Gegenteil: Sie hat das Gefühl, dass die Übungen alles noch schlechter machen. Sie hört bald wieder damit auf. Als Christa eine Veranstaltung für Frauen besucht, entdeckt sie den Informationsstand einer Inkontinenzberatungsstelle. Christa vereinbart einen kostenlosen Beratungstermin. Im Rahmen des Beratungsgesprächs hört Christa zum ersten Mal die Diagnose „Belastungsinkontinenz". Mit der Empfehlung, Beckenbodengymnastik zu betreiben, kann sie sich nach ihren Erlebnissen nicht so recht anfreunden, aber die Beraterin bleibt beharrlich und schickt sie zu einem Facharzt für Urogynäkologie. Auch dieser stellt fest: Belastungsinkontinenz, Grad 2.

Da Christa von ihren misslichen Versuchen der Beckenbodengymnastik erzählt, überweist sie der Arzt in eine physikalische Ambulanz, um ein Biofeedback durchführen zu lassen. Als Christa dort das erste Mal die Vaginalelektrode gezeigt bekommt und gebeten wird, diese in die Scheide einzuführen, würde sie am liebsten davonlaufen. So groß ist die Scham und das Gefühl, hier ganz falsch zu sein. Aber sie beschließt, tapfer durchzuhalten. Sie wird in einen separaten Raum geführt und erhält eine Erklärung, wie sie die Elektrode im Liegen einführen soll. Die Therapeutin zieht sich zurück und Christa kann sich die Zeit nehmen, die sie braucht. Sie deckt sich mit dem bereitliegenden Leintuch zu. Erst dann betritt die Therapeutin wieder das Zimmer und schließt das Kabel der Elektrode an einen Computer an.

Auf dem Bildschirm erkennt Christa einige Linien. Sie wird gebeten, ihre Scheide fest zusammenzuziehen und wieder zu entspannen. Auf dem Bildschirm beginnen sich die roten Linien zu bewegen. Die Therapeutin erklärt, was Christas bewusste Bewegungen für einen Einfluss auf den Beckenbodenmuskel haben. Diese Erklärungen und die visuelle Kontrolle via Bildschirm führen bei Christa zu einem Aha-Effekt. Sie erkennt, was sie bei ihren BBT-Selbstversuchen anders gemacht hat, und versteht, wie sie Atem und Bewegung in Einklang bringen muss, um einen Trainingseffekt zu erzielen. Nach zehn Einheiten Biofeedback besucht sie eine Inkontinenzberatung und meldet sich für die Beckenbodengymnastik an. Binnen weniger Monate ist Christa völlig beschwerdefrei. ∎

Biofeedback

Obwohl BBT unter professioneller Anleitung in der Regel leicht zu erlernen ist, gibt es Frauen, denen diese Methode nicht zusagt bzw. die gerne eine Möglichkeit hätten, die korrekte Durchführung und den Erfolg des Trainings sichtbar zu machen.

Um diesen Frauen zu helfen, wurde die Biofeedback-Methode entwickelt. Sie hilft jenen, die sich beim BBT ohne „erlebbare" Kontrolle der Auswirkungen auf den Beckenbodenmuskel schwer tun. Sie macht über Vaginalelektroden die Muskelspannung des Beckenbodens auf einem Bildschirm sichtbar. Im Unterschied zum herkömmlichen Beckenbodentraining gibt es also eine unmittelbare Kontrollmöglichkeit, was das eigene Tun im Körper bewirkt. Dadurch wird die Muskelwahrnehmung rasch erlernt.

Die Behandlung wird im Liegen mit leicht abgestützten und abgewinkelten Beinen durchgeführt. Die Patientinnen führen die Intravaginalelektrode selbst in die Scheide ein. Bauch- und Oberschenkelmuskulatur sollten entspannt bleiben. Nur der Beckenbodenmuskel wird bewegt.

Das eigentliche Muskeltraining besteht aus einer Abfolge von Anspannungs- und Entspannungsphasen in etwa 10 Sekunden Abstand, die von einem Computerprogramm vorgegeben werden.

Über den Bildschirm erhält die Patientin eine Rückmeldung (Feedback) über das Maß der Anspannung und Entspannung. Das Training wird so lange durchgeführt, bis die Patientin sowohl eine gute Dauerspannung als auch eine rasche Entspannungsphase des Verschlussmuskels erzielen kann. Das dabei erlernte Körperempfinden dient dazu, bei künftigen BBTs instinktiv richtig zu agieren und durch richtiges Atmen und Bewegen eine hohe Trainingseffizienz zu erreichen.

▶▶ **Seite 55,** Praxisbeispiel „Christa"

Es besteht auch die Möglichkeit, durch die Verwendung von mechanischen Geräten (siehe Folgekapitel) weiterhin mit Feedback zu trainieren. Diese Geräte sind im Fachhandel erhältlich.

Mechanische Feedbackgeräte

Perineometer

Der Gynäkologe Arnold H. Kegel (1894–1981) entwickelte 1951 ein Gerät, mit dem die Kraft der die Scheide umgebenden Muskeln gemessen werden kann. Nachdem ein Gummizylinder in die Scheide eingeführt wurde, bringt ein Zusammenziehen der Beckenbodenmuskeln einen Zeiger auf dem Manometer zum Ausschlagen.

Kegel hatte diesen Apparat für Frauen mit Harninkontinenz entwickelt, fand aber durch die Berichte von Patientinnen heraus, dass eine regelmäßige Anwendung – quasi als Nebeneffekt – das Empfindungsvermögen steigert, was das Sexualleben der Frauen dauerhaft verbesserte.

Auf diesem Funktionsprinzip basieren verschiedene Geräte, die heute im Fachhandel erhältlich sind: Das bewusste An- und Entspannen der Beckenbodenmuskulatur wird am Display oder Manometer durch die Bewegung des Zeigers wahrgenommen. Durch diese Übungen wird die Wahrnehmung der unterschiedlichen Muskelschichten verbessert und die Muskulatur gestärkt.

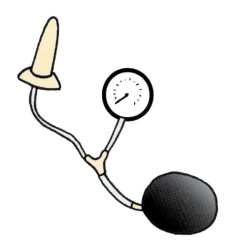

Das Perineometer von Arnold Kegel, entwickelt im Jahr 1951

Vaginalkonen

Vaginalkonen sind 20–70 Gramm schwere, kleine Kegel aus Plastik, die in Größe und Querschnitt mit einem Tampon zu vergleichen sind. Nach dem Einführen spannt sich die Beckenbodenmuskulatur durch das Gewicht des Konus an und wird trainiert. Trainingsziel ist, dass der Konus durch die Muskulatur an Ort und Stelle gehalten wird und nicht aus der Scheide rutscht. Man beginnt das Training mit dem leichtesten Konus und steigert dann – je nach Trainingserfolg – das Gewicht.

Trainiert wird im Stehen oder Gehen und zwar mindestens zweimal täglich. Der Konus sollte dabei auch unter Belastung – wie Husten, Niesen, Lachen und bei der Durchführung von leichten gymnastischen Übungen – für 10–15 Minuten gehalten werden.

Aller Anfang ist schwer: In den ersten Tagen muss der Konus immer wieder manuell neu in Position gebracht werden, weil der Muskulatur die Kraft fehlt, um das Halten länger als ein paar Minuten zu bewältigen. Gelingt es, den Konus 15 Minuten zu halten, wird mit dem nächstschwereren Konus die Übung in der gleichen Weise fortgesetzt. Dadurch wird die Kraft der Muskulatur kontinuierlich gesteigert.

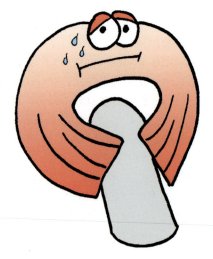

Das Gewicht der Konen trainiert automatisch den Beckenbodenmuskel.

Liebeskugeln

Qi-Gong-Kugeln werden in der chinesischen Medizin seit Jahrhunderten eingesetzt, um die Beweglichkeit und Durchblutung der Finger zu fördern. Da sich in den Kugeln noch kleinere Kugeln befinden, entsteht bei der Bewegung eine Vibration. Diese lockert das Gewebe und fördert die Durchblutung der Hände.

Auch Liebeskugeln funktionieren nach diesem Prinzip: Wenn man die Liebeskugeln in die Scheide einführt und sich bewegt, erzeugen die Kugeln in den Kugeln Vibrationen und stimulieren so den Beckenbodenmuskel. Dadurch wird das Gewebe gestrafft. Um diesen Trainingseffekt zu erreichen, ist es ausreichend, Liebeskugeln bei Tätigkeiten im Haushalt, wie Staubsaugen oder Putzen, einzusetzen.

Leider gelten Liebeskugeln noch immer in erster Linie als Erotikspielzeug und sind daher auch nur in Sex-Shops erhältlich. Dieser Umstand soll aber nicht darüber hinwegtäuschen, dass sie ein einfaches und effizientes Trainingsgerät sind.

Beim Kauf von Liebeskugeln gilt es einige Dinge zu beachten: So sollte man eine geräuscharme Ausführung wählen, um zu verhindern, dass die Anwendung relativ laute Klack-Geräusche verursacht.

Die Kugeln sollten zudem außen mit einem gut zu reinigenden Kunststoff überzogen sein. Auch der Verbindungsfaden sollte aus Kunststoff und nicht aus Zwirn sein! Die Reinigung (Wasser und Seife sind ausreichend) ist wegen des Infektionsrisikos sehr wichtig.

Elektrostimulation

Auch mit Elektrostimulation kann man die Beckenbodenmuskulatur trainieren. Dazu wird eine Vaginalelektrode in die Scheide eingeführt und mit einem Kabel an ein Stimulationsgerät angeschlossen. Das Gerät wird vom Facharzt verordnet und kann im Fachhandel ausgeliehen werden. Gemeinsam mit dem Verordnungsschein erhält der Händler genaue Anweisungen, wie die Einstellung vorzunehmen ist.

Wie der Name schon sagt, basiert diese Therapieform auf elektrischen Impulsen, die durch Elektroden übertragen werden. Man verspürt ein leichtes Kribbeln. Die Wirkung ist umso intensiver, je näher die Elektroden an dem für den Beckenboden zuständigen Nerv (Nervus pudendus) bzw. an der Blase und den Geschlechtsorganen liegt.

Die Elektrostimulation bewirkt ein Zusammenziehen der Beckenbodenmuskulatur. Diese „Beckenbodengymnastik" erfolgt also quasi per Elektrode. Die Muskulatur wird so stark trainiert, dass ihre Dicke zunimmt und sie besser von Nerven versorgt wird. Dadurch wird die Kontraktionsfähigkeit der Beckenbodenmuskulatur und des Blasenschließmuskels verbessert.

Elektrostimulation kann auch in Kombination mit anderen Therapieformen angewandt werden. Sie ist besonders wirksam, wenn die Betroffene aktiv mitarbeitet – also beim Spüren des Impulses den Beckenbodenmuskel zusammenzieht. Aber auch ohne diesen „Bonus" ist Elektrostimulation eine der wirkungsvollsten Therapien.

Diese Methode kann nach kurzer Erklärung in den eigenen vier Wänden selbstständig durchgeführt werden. Der Apparat ist so konstruiert, dass man eigentlich nichts falsch machen kann.

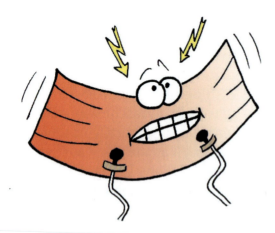

Stressvaginaltampon

Stressvaginaltampons korrigieren eine Fehlstellung der Harnblase, die durch einen ausgedehnten Beckenbodenmuskel verursacht wurde. Dieses „Abrutschen" der Blase nach unten ist eine der häufigsten Ursachen für Belastungsinkontinenz. Stressvaginaltampons heben die Blase in ihre anatomisch richtige Position. Sie sollten ausschließlich vom Gynäkologen verordnet werden, da sie in verschiedenen Größen erhältlich sind und nur der Facharzt beurteilen kann, welche Größe benötigt wird.

Die Vaginaltampons bestehen aus einem speziellen Kunststoff, der vor der Anwendung in Wasser getaucht wird und dadurch leichter einzuführen ist. Sie sind ein Einmalprodukt und müssen aus hygienischen Gründen alle 24 Stunden gewechselt werden.

Achtung: Stressvaginaltampons ersetzen keine Beckenbodengymnastik, da ihre Anwendung keinen „Trainingseffekt" für den Muskel zur Folge hat. Sie sind jedoch ein Hilfsmittel, das sofort nach dem Einsetzen „wirkt" und Erleichterung verschafft, was sie nach wie vor zu einem wichtigen Instrument in der Therapie macht.

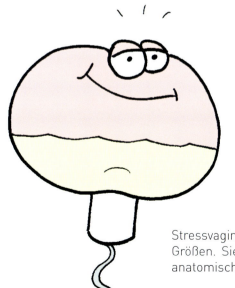

Stressvaginaltampons gibt es in verschiedenen Größen. Sie halten die Blase in der korrekten anatomischen Position.

Pessare

Pessare waren früher ein weit verbreitetes Therapieinstrument. Heute werden sie immer seltener eingesetzt. Pessare sind in den verschiedensten Formen als Kugel, Ring oder Würfel erhältlich. Sie stützen die Harnblase mit der Harnröhre und die Gebärmutter, wenn sich diese Organe aufgrund einer Schwäche des Beckenbodens gesenkt haben.

Üblicherweise wurden für eine limitierte Zeit sogenannte „Pessare" zur Behandlung der Belastungsinkontinenz in die Scheide eingelegt. Pessare sollten generell nur als Übergangslösung angewendet werden. Lediglich bei betagten Betroffenen, bei denen keine konservative Therapie mehr umgesetzt werden kann oder das Risiko eines chirurgischen Eingriffs zu groß ist, können Pessare auch dauerhaft genutzt werden.

Grund für die Betonung der zeitlich limitierten Nutzung sind die Nebenerscheinungen: Pessare können Ausfluss, Druckstellen und Entzündungen in der Scheide auslösen. Das Pessar muss in regelmäßigen Abständen gewechselt werden, um dieses Risiko so gering wie möglich zu halten. Angepasst wird ein Pessar durch den behandelnden Facharzt.

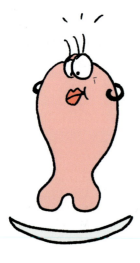

Pessare geben Halt, wenn sich Harnblase und Gebärmutter aufgrund einer Beckenbodenschwäche gesenkt haben.

Medikamente

Medikamente können Symptome einer Belastungsinkontinenz nicht nur mindern, sie können sie auch – bei entsprechender körperlicher Vorbelastung – auslösen! Konkret handelt es sich um Medikamente, die entspannend auf den Beckenbodenmuskel wirken und dadurch seine anatomische Funktion beeinträchtigen.

Es würde den Umfang dieses Buches sprengen, hier detailliert auf die einzelnen Medikamente einzugehen. Genaue Informationen gibt aber auf Anfrage jeder Facharzt, der sich mit dieser Thematik beschäftigt.

Es gibt auch ein pharmazeutisches Produkt, das gezielt positiv auf den Verschlussmuskel der Harnröhre im Beckenboden einwirkt. Auch über dieses Medikament und seine Wirkungsweise informieren Ärzte detailliert. Liegt der Belastungsinkontinenz ein Hormonmangel zugrunde, kann eine lokale Hormontherapie vom Facharzt verordnet werden.

Hormontherapien sollten übrigens generell immer nur unter fachärztlicher Aufsicht durchgeführt werden, da eine unsachgemäße Anwendung zu negativen Folgeerscheinungen führen kann.

Hormonbehandlungen bringen bereits nach relativ kurzer Zeit (einigen Wochen) Erleichterung. Positiver Nebeneffekt: Lokale Therapien mit Scheidenzäpfchen reduzieren bei Frauen nach dem Wechsel das Risiko von Harnwegsinfekten.

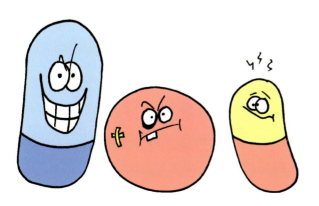

Nicht alle Medikamente sind förderlich. Manche können Inkontinenz auch verursachen.

Operative Therapiemöglichkeiten

Ehe eine Operation angedacht wird, sollten stets alle in Frage kommenden nicht-operativen Therapiemaßnahmen durchgegangen werden!

Falls man von ÄrztInnen anderslautende Ratschläge bekommt oder diese gar von vornherein auf eine Operation drängen, ist es ratsam,

MARIE (82):
HEILUNG DURCH HORMONTHERAPIE

Auch Fachmediziner sind nicht davor gefeit, diversen Mythen und Legenden zum Thema Inkontinenz anheimzufallen.

Als Kontinenzberaterin Manuela (50) einen Vortrag vor Allgemeinmedizinern hält, um Werbung für die Beratungsstellen zu machen, fällt ein Arzt durch besonderes Desinteresse auf. „Inkontinenz kommt vor im Alter. Da kann man nichts machen", meint er danach im Rahmen einer Diskussion. Seine anwesende Frau wird jedoch hellhörig: „Schick die Dame doch zu Tante Marie. Dann ruft sie dich vielleicht nicht weiterhin jeden Tag an."

Besagte Tante leidet unter ungewolltem Harnverlust und leidet extrem unter der eingeschränkten Lebensqualität. Beim Hausbesuch öffnet eine 82-jährige gepflegte Dame die Tür. Der Neffe ist ihr einziger Ansprechpartner, der ihr aber trotz seiner Arzttätigkeit bisher nicht helfen konnte. Und mit den von ihm verschriebenen Windeln will sie das Haus nicht verlassen. Das ist ihr unangenehm. Tante Marie ist rüstig und unternehmungslustig und vermisst die regelmäßigen Besuche im Pensionistenklub. Seitdem der Harnverlust immer stärker geworden ist, traut sie sich das nicht mehr zu. Manuela erklärt Tante Marie, dass sie an Belastungsinkontinenz leidet und dass es eine Vielzahl von Therapiemaßnahmen gibt. Bei einer fachärztlichen (urogynäkologischen) Untersuchung wird eine Belastungsinkontinenz Grad 2 und ein Hormonmangel diagnostiziert. Tante Marie erhält eine Hormontherapie mit Scheidenzäpfchen. Schon nach drei Wochen geht es ihr merklich besser, nach sechs Wochen tritt kein Harnverlust mehr auf.

Nach einem halben Jahr läutet Manuelas Telefon. Am anderen Ende der Leitung ist die Gattin von Maries Neffen: „Ich wollte mich bei Ihnen bedanken. Bitte begleiten Sie uns doch zu einem Ärztekongress und stellen Sie Ihre Tätigkeit auch anderen Kollegen vor." Auch der seinerzeit so zweifelnde Arzt ist bewegt und gesteht ein, dass er dieses Thema aus Unkenntnis völlig falsch eingeschätzt hat. ∎

sich eine ärztliche Zweitmeinung einzuholen.

Alle, die dieses Kapitel in der Hoffnung zu lesen beginnen, dass eine Operation jegliches Beckenbodentraining überflüssig macht, müssen leider enttäuscht werden. Keine Operation ersetzt das BBT! Im Gegenteil: Vor und nach der Operation – also sobald der für die Operation verantwortliche Arzt es erlaubt – muss aktiv trainiert werden.

Bandoperationen

Über einen kleinen Schnitt in der Scheide wird ein Kunststoffband unter der Harnröhre ausgeleitet, entweder seitlich hinter dem unteren Schambeinast zu den Oberschenkelinnenseiten hin (TOT – Trans-Obturator-Technik) oder zwischen Schambein und Blase in der Schamhaargegend (TVT – Tension-free Vaginal Tape).

Mit beiden Techniken ist es möglich, das Band spannungsfrei unter der Harnröhre zu platzieren. Dadurch kann das Risiko einer unvollständigen Blasenentleerung minimiert werden. Der Eingriff kann in lokaler Betäubung, in Betäubung des Rückenmarks (Spinalanästhesie/„Kreuzstich") oder in einer kurzen Vollnarkose durchgeführt werden. Die Operationsdauer beträgt in der Regel 30 Minuten.

Auch wenn das Risiko für eine unvollständige Blasenentleerung gering ist, muss auch nach diesem Eingriff – wie nach allen Operationen am Beckenboden – überprüft werden, ob man den kompletten Blaseninhalt entleeren kann („Restharnbestimmung"). Früher musste diese Bestimmung mit Kathetern durchgeführt werden. Mittlerweile stehen dafür Ultraschallgeräte zur Verfügung, die diese Untersuchung weitaus angenehmer machen. In seltenen Fällen ist es erforderlich, das Band nach 1–2 Tagen etwas zu lockern.

Studien bescheinigen diesen Operationen eine Erfolgsrate von um die 80 % – 8 von 10 Frauen mit einer Belastungsinkontinenz, die sich einer TVT- oder TOT-Operation unterziehen, können ihr Problem also lösen oder deutlich bessern. Bei 2 von 10 Frauen lässt sich damit allerdings keine Besserung erzielen. Und klarerweise besteht auch bei dieser Operation die Möglichkeit von Komplikationen: Leichte und vorübergehende sind mit 5–10 % relativ häufig (z.B. Blasen-

ELFRIEDE (59):
SPÄTE ERKENNTNIS NACH ZEHN JAHREN

Elfriede (36) ist glücklich. Sie erwartet einen Sohn. Lange haben sie und ihr Mann sich ein Kind gewünscht. Aber als es endlich so weit ist, bringt Elfriede 30 Kilo mehr auf die Waage und muss eine komplizierte, 20-stündige Geburt durchstehen.

Nach der Geburt stellt Elfriede auch noch fest, dass sie harninkontinent ist und manchmal sogar etwas Stuhl verliert. Nie im Leben hätte sie mit jemand anderem über diese Angelegenheit sprechen können – schon gar nicht mit ihrem Mann. Sie will sein Glück über den gemeinsamen Sohn nicht trüben und wird schon irgendwie selbst mit dieser Sache fertig werden.

Sie behilft sich mit Watte, die sie in ihre Unterwäsche steckt. Trotz vieler Versuche gelingt es Elfriede nicht, das in der Schwangerschaft zugelegte Gewicht wieder zu verlieren. Im Alter von 49 Jahren werden die Symptome immer ausgeprägter: Sie verliert ständig Harn. Besonders schlimm ist es, wenn sie nach längerem Sitzen aufsteht. Elfriede weiß, dass sie sich nicht mehr alleine helfen kann.

Sie sucht einen Gynäkologen auf, der ihr rät, sich so schnell wie möglich operieren zu lassen. Bei der Operation wird die Scheide angehoben. Unmittelbar nach dem Eingriff ist Elfriede sehr schwach. Der Arzt weist sie darauf hin, dass sie jetzt beim Heben aufpassen muss und keine schweren Dinge tragen soll. Da sie und ihr Mann eine Gärtnerei führen, ist diese Empfehlung nicht immer umsetzbar. Auf Beckenbodengymnastik wird Elfriede jedoch nicht aufmerksam gemacht.

Der Erfolg der Operation hält nicht lange. Zwar ist Elfriedes Zustand nicht mehr so schlimm wie vor dem Eingriff und sie kommt mit größeren Monatsbinden gut über die Runden, aber bald schon ist alles wie vorher. Sie resigniert, kauft große Inkontinenzeinlagen und versucht, sich mit ihrem Schicksal zu arrangieren.

Als ihr 10 Jahre später ein Gynäkologe vorschlägt, BBT zu versuchen und nach einiger Zeit eine Bandoperation durchführen zu lassen, blockt sie anfangs ab. Sie hat die enttäuschenden Erfahrungen von der ersten Operation noch im Hinterkopf. Als der Arzt ihr jedoch erklärt, dass sie gute Chancen hat, völlig beschwerdefrei zu werden, berät sie sich mit ihrem Mann und sagt zu. Operation und BBT schlagen an und Elfriede ist tatsächlich nach kurzer Zeit beschwerdefrei. ■

entzündungen, Operationsschmerzen, Blutergüsse). Schwere oder gar lebensbedrohliche Komplikationen (z.B. massive Blutungen, Darmverletzungen) treten mit 1 ‰–1 % glücklicherweise nur ganz selten auf.

Anheben der Scheide

Das Anheben der Scheide über einen Bauchschnitt (Kolposuspension) wurde früher sehr oft angewandt. Die Scheide wird dabei in eine andere Position gebracht und mit Nähten hinter dem Schambein fixiert. Dadurch wird der Blasenhals stabilisiert. Diese Operation erfolgt in der Regel in Vollnarkose. Auch hier muss natürlich nach dem Eingriff überprüft werden, ob der komplette Blaseninhalt entleert werden kann.

Das Risiko einer Restharnbildung ist bei dieser Operation erheblich größer als bei den Bandoperationen, die Erfolgsrate und Komplikationsmöglichkeiten ungefähr gleich hoch. Aufgrund des erforderlichen Bauchschnittes sind aber darüber hinaus weitere unerwünschte Auswirkungen der Operation möglich.

Harnröhrenunterspritzungen

Bei diesen Operationen wird in die Harnröhrenwand mit Eigengewebe oder anderen Substanzen (z.B. Hyaluronsäure, Kollagen oder körpereigene Substanzen) eine Art „Schwellkörper" gespritzt. Dadurch dichtet die Harnröhre besser ab.

Diese Operation kann in Lokalanästhesie oder in kurzer Narkose erfolgen. Eine zweite Einspritzung nach einigen Wochen kann unter Umständen notwendig sein und die Erfolgsrate verbessern.

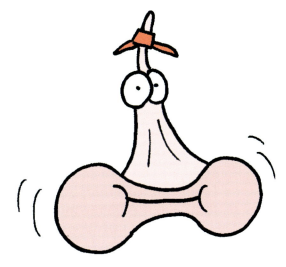

Die Einspritzung erfolgt direkt in die Harnröhrenwand.

Auch hier muss nach dem Eingriff überprüft werden, ob der komplette Blaseninhalt entleert werden kann, um sicherzustellen, dass es zu keinem Restharn in der Blase kommt!

In letzter Zeit hört man auch viel von Unterspritzung mit Stammzellen. Leider wird auf diesem Gebiet nicht immer professionell und seriös agiert. Darum ist aus derzeitiger Sicht und solange keine seriösen Studien vorliegen, die die Wirksamkeit der Vorgangsweise bestätigen, von dieser Therapiemethode abzuraten.

Weitere Techniken

In seltenen Fällen – meistens dann, wenn andere Operationsmethoden nicht erfolgreich waren oder spezielle Probleme (Mischformen verschiedener Inkontinenzen) vorliegen – kommen auch andere Techniken zum Einsatz. So kann z.B. eine Schlinge aus körpereigenem Gewebe (meist aus der Bauchdecke) eingesetzt werden. Diese Verfahren sollten aber nur in Zentren durchgeführt werden, in denen die nötige Erfahrung und ein Umfeld mit speziell ausgebildetem Pflegepersonal vorhanden ist.

Mit Bedacht entscheiden!

In der Regel sollte man als Betroffene stets non-operativen Methoden gegenüber den operativen Lösungen den Vorzug geben – außer die Lebensqualität leidet massiv und ist mit non-operativen Methoden nicht mehr steigerbar. Oft fühlen sich Frauen bei einer gynäkologischen Untersuchung auch unbewusst unter Druck gesetzt. Zum Beispiel, wenn sie darauf hingewiesen werden, dass eine Senkung der Gebärmutter vorliegt.

Nicht jede anatomische Anomalie erfordert zwingend eine operative Korrektur – zumal jeder Eingriff das Risiko in sich birgt, dass danach andere, unter Umständen weitaus gravierendere Probleme auftreten.

Belastungsinkontinenz beim Mann

Männer haben völlig andere anatomische Voraussetzungen als Frauen und sind daher auch auf andere Art und Weise mit dem Risiko von Inkontinenz konfrontiert. Einerseits verfügen sie über einen belastungsfähigeren Beckenbodenmuskel, andererseits ist die Prostata eine zusätzliche Schwachstelle.

Bei Männern ist Belastungsinkontinenz normalerweise kein Thema. Der männliche Beckenbodenmuskel wird – im Unterschied zum weiblichen – nur zweimal von Harnröhre und Darm durchbrochen und ist daher weitaus belastbarer.

Auch die Harnröhre ist beim Mann durch die Länge (etwa 20–25 cm) und zwei Krümmungen (eine beim Durchtritt durch den Beckenboden, die zweite in der Höhe des Schambeins) weniger anfällig für ungewollten Harnverlust.

Der Verlauf der Harnröhre durch die Prostata ist ebenfalls ein Vorteil, denn die Prostata wirkt unterstützend auf den Blasenhals. All diese anatomischen Gegebenheiten sorgen dafür, dass bei Druckerhöhung (Husten, Niesen, Lachen usw.) kein ungewollter Harnverlust eintritt. Jene Männer, die an Belastungsinkontinenz leiden, „verdanken" dies in den meisten Fällen einer Operation an der Harnröhre oder Prostata.

Da die Prostata die Harnröhre an jener Stelle umschließt, an der sich der innere Schließmuskel befindet, kommt es bei Operationen sehr oft zur Einschränkung oder zum völligen Versagen des inneren Schließmuskels. Der äußere Schließmuskel ist nicht stark genug, die Arbeitslast alleine zu tragen. Die Folge: Belastungsinkontinenz bei Druckerhöhung im Bauchraum.

Je nach Intensität der Beeinträchtigung unterscheidet man auch hier drei Schweregrade der Belastungsinkontinenz:

1. Grad/leicht:
Harnverlust beim Lachen, Husten, Niesen

2. Grad/mittel:
Harnverlust beim Gehen, Treppensteigen, Laufen, Springen

3. Grad/schwer:
Harnverlust beim Aufstehen und als ständige Begleiterscheinung des Alltags

KONSERVATIVE THERAPIEMÖGLICHKEITEN

Wie eingangs erwähnt, galt die Belastungsinkontinenz bis vor kurzem als „typisches Frauenleiden". In den Beckenbodentrainings arbeiteten ausschließlich Frauen an ihren „inneren Werten".

Durch die bessere Früherkennung und rechtzeitige operative Behandlung von Prostatakrebs hat sich das schlagartig geändert. Heute zählt Beckenbodengymnastik auch bei den Männern zu den wichtigsten wiederherstellenden Maßnahmen nach Operationen an der Prostata.

Beckenbodentraining

Beckenbodentrainings für Männer laufen aufgrund der unterschiedlichen körperlichen Gegebenheiten etwas anders ab als bei Frauen.

Wer das Ganze einmal in der Praxis versuchen möchte, kann die nachfolgende Übungsanleitung versuchen. Diese ersetzt nicht den Besuch eines Kurses, soll aber ein bisschen Lust auf mehr machen und die Scheu vor dem praktischen Erleben nehmen.

Vorbereitung: Entleeren Sie Ihre Blase, schalten Sie Ihr Handy leise und stellen Sie sicher, dass Sie drei bis vier Minuten ungestört sind – länger dauert diese Übung nicht.

- Begeben Sie sich in die Seitenlage.

- Greifen Sie mit einer Hand zwischen Ihre Oberschenkel und suchen Sie mit Ihren Fingern den After/Darmausgang.

- Legen Sie nun vier Finger (Zeigefinger, Mittelfinger, Ringfinger, kleiner Finger) zwischen After und Hoden (Dammbereich).

- Bewegen Sie nun den After, indem Sie ihn zusammenziehen und locker lassen.

- Kontrollieren Sie nun unter den aufgelegten Fingern, ob Sie eine leichte Bewegung verspüren. Bei guter Beckenbodenkraft schließt sich der Darmausgang, und der Hoden bewegt sich in Richtung des Bauchnabels. So kann man am besten die „Arbeit" des Beckenbodens wahrnehmen.

Medikamente

Da es sich bei der männlichen Belastungsinkontinenz vorwiegend um eine Beeinträchtigung des Schließmuskels handelt, gibt es immer noch keine wirksame medikamentöse Behandlung.

Biofeedback

Die Muskelspannung des männlichen Beckenbodens wird mittels Analelektroden gemessen und über einen Bildschirm sichtbar gemacht. Das Training besteht aus einer Abfolge von Anspannung und Entspannungsphasen, wobei der Patient über das Maß der An- und Entspannung Rückmeldung erhält. Der Vorteil gegenüber herkömmlichem Beckenbodentraining: Die Muskelwahrnehmung kann sehr schnell erlernt und dadurch können die „richtigen" Muskeln trainiert werden.

Die Behandlung wird in seitlicher Lage mit leicht abgewinkelten Beinen durchgeführt. Der Patient führt die Analelektrode selber in den Darmausgang ein. Wichtig dabei ist, die Bauch- und Oberschenkelmuskulatur möglichst zu entspannen und nur den BBM anzuspannen. Das eigentliche Muskeltraining wird von einem Softwareprogramm angeleitet und besteht aus einer Abfolge von Anspannung und Entspannung in etwa zehn Sekunden Abstand.

Die Patienten erhalten über das Maß der Anspannung und Entspannung Rückmeldung (auf dem Bildschirm). Dieses Training wird so lange durchgeführt, bis der Patient sowohl die anhaltende Anspannung als auch die rasche Entspannung des Verschlussmuskels beherrscht.

Sollte die Inkontinenz mit den vorangegangenen konservativen Therapiemaßnahmen nicht in den Griff zu bekommen sein, kann – je nach Patient und Befund – eine direkte Elektrostimulation des Beckenbodens Hilfe bringen.

PETER (56):
INKONTINENT NACH DER DIAGNOSE „PROSTATAKREBS"

Als bei Peter Prostatakrebs diagnostiziert und eine „radikale Prostataentfernung" angesetzt wird, fällt der Manager eines IT-Unternehmens in ein tiefes Loch...

„Von einem Tag auf den anderen verlor ich jegliche Perspektive. Mein behandelnder Arzt versuchte mich aufzufangen, indem er mir erklärte, dass diese Diagnose heutzutage kein Todesurteil mehr ist. Die heutigen Operationstechniken und die Nachbehandlung sind schon so weit fortgeschritten, dass ich alles gut überstehen werde. Da es um einen möglichst raschen Eingriff ging, wurde vor der Operation nicht viel über mögliche Komplikationen gesprochen. Die Operation glückte und die Ärzte waren zufrieden. Nachdem der Blasenkatheter entfernt worden war, packte man mich plötzlich in dicke Einlagen. Auf mein Nachfragen hörte ich, dass ich jetzt *inkontinent* sei! Zum ersten Mal war mir bewusst, was dieses Wort wirklich bedeutet. Ich wurde mit diesen sehr großen Einlagen und der Information, dass sich das „bald wieder gibt", nach Hause geschickt. Ich war verzweifelt.

Nach ein paar Wochen suchte ich meinen Urologen auf und wollte wissen, was ich tun könnte, damit die Inkontinenz verschwindet. Ich hörte, dass ich Geduld haben muss und dass sich das bald wieder von selbst gibt. Ich verwendete weiterhin diese absurd großen Einlagen und ging darin auch meiner Arbeit nach, was alles andere als leicht war. Wochen später erfuhr ich, dass ich den Krebs besiegt hatte. Als sich mein Leben bis auf die Inkontinenz wieder allmählich normalisierte, wollte ich alles tun, um auch diesen Bereich und auch mein Sexualleben wieder in den Griff zu bekommen. Ich vereinbarte einen Termin in einer Beratungsstelle für Inkontinenz.

Als eine der ersten Maßnahmen versorgte mich die Beraterin mit einem Kondomurinal anstelle der Einlagen. An meinem Oberschenkel wurde ein kleiner flacher Beutel angebracht, in den der Harn floss. Anstelle der oft mühevollen und belastenden Entsorgung der Einlagen musste ich nun lediglich beim Toilettengang ein Ventil öffnen, um den Harn abzulassen. Ich besuchte einen Urologen, absolvierte ein Biofeedback und ein Beckenbodentraining für Männer und lernte allmählich, mit meiner Inkontinenz umzugehen. Ganz verschwunden ist sie bis heute nicht. Aber sie ist auf ein handhabbares Ausmaß geschrumpft. Meine Frau und ich haben uns auf die veränderten Verhältnisse sehr gut eingestellt und haben nach einem gemeinsamen Termin in der Sexualberatungsstelle auch wieder ein erfülltes Liebesleben." ■

Elektrostimulation

Die Elektrostimulation des Beckenbodens mittels Analelektroden oder Klebeelektroden nimmt mittlerweile im Rahmen der Beckenbodengymnastik eine wichtige Rolle ein. Beide Elektrodenarten werden in den Darmausgang eingeführt und an ein Stimulationsgerät angeschlossen.

Dieses Gerät wird vom Facharzt verordnet und kann von Händlern ausgeliehen werden. Gemeinsam mit dem Verordnungsschein erhält der Händler genaue Anweisungen, wie die Einstellung vorzunehmen ist.

Wie der Name schon sagt, basiert diese Therapieform auf elektrischen Impulsen, die durch Elektroden übertragen werden. Man verspürt ein leichtes Kribbeln. Die Wirkung ist umso intensiver, je näher die Elektroden an dem für den Beckenboden zuständigen Nerv (Nervus pudendus) bzw. an der Blase und den Geschlechtsorganen liegt. Die Elektrostimulation bewirkt ein Zusammenziehen (Kontrahieren) der Beckenbodenmuskulatur. Diese „Beckenbodengymnastik" erfolgt also quasi per Elektrode. Die Muskulatur wird so stark trainiert, dass ihre Dicke zunimmt und sie besser von Nerven versorgt wird. Dadurch wird die Kontraktionsfähigkeit der Beckenbodenmuskulatur und des Blasenschließmuskels verbessert.

Elektrostimulation kann auch in Kombination mit anderen Therapieformen angewandt werden. Sie ist besonders wirksam, wenn der Betroffene aktiv mitarbeitet – also beim Spüren des Impulses den Beckenbodenmuskel zusammenzieht.

Aber auch ohne diesen Bonus ist Elektrostimulation eine der wirkungsvollsten Therapien. Sie kann nach kurzer Erklärung in den eigenen vier Wänden selbstständig durchgeführt werden. Der Apparat ist so konstruiert, dass man eigentlich nichts falsch machen kann.

OPERATIVE THERAPIEMÖGLICHKEITEN

Es gibt mittlerweile eine Fülle von operativen Therapiemöglichkeiten, die ständig weiterentwickelt und durch neue Methoden ergänzt werden. Alle Systeme haben eines gemeinsam: Ihre begrenzte Haltbarkeit – also Erneuerung und/oder Austausch von Teilen nach einer gewissen Zeit.

Welche Methode die beste bzw. die sinnvollste ist, richtet sich einerseits nach dem Schweregrad der Inkontinenz, andererseits nach den Wünschen und Möglichkeiten des Betroffenen und den Präferenzen des behandelnden Facharztes.

Harnröhrenunterspritzungen

Bei dieser Methode wird in der Nähe des Schließmuskels „unterpolsterndes" Material in das Gewebe der Harnröhrenwand gespritzt. Dadurch dichtet die Harnröhre besser ab. Dank moderner Instrumente ist dieser Eingriff relativ einfach und schonend möglich.

Der künstliche Schwellkörper wird aus Eigengewebe oder aus anderen Substanzen (z.B. Hyaluronsäure, Kollagen, Silikon) aufgebaut. Die Operation wird unter Lokalanästhesie oder auch in kurzer, milder Narkose durchgeführt. Unter Umständen kann nach einigen Wochen eine zweite Unterspritzung notwendig sein, um die Erfolgsrate zu verbessern. Nach dem Eingriff muss unbedingt überprüft werden, ob der komplette Blaseninhalt entleert werden kann, damit es zu keinem Restharn in der Blase kommt (siehe Überlaufinkontinenz).

Wermutstropfen bei dieser Methode: Der Effekt der Unterspritzungstherapie hält nur begrenzt. Nach einer gewissen Zeit (0,5–2 Jahre) verflacht der künstlich aufgebaute Polster und der stützende Effekt lässt nach.

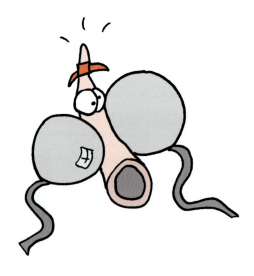

Ballonsystem

Eine andere Möglichkeit, die Harnröhre unterstützend „abzudichten", ist die Platzierung von zwei kleinen

Ballons. Diese verengen die Harnröhre und verringern das Risiko eines Harnverlusts bei Druckanstieg.

Mit Hilfe eines kurzen Eingriffs wird vom Damm (zwischen Darmausgang und Hoden) aus jeweils ein kleiner Ballon links und rechts der Harnröhre, unterhalb der Blase platziert. Von diesen Ballons führen dünne Schläuche in den Hodensack. Falls erforderlich, lässt sich über diese Schläuche später mit einer Spritze die Füllung der Ballons erhöhen.

Bandoperation/Schlingensystem

Bei diesem System wird ein Band um die Harnröhre gelegt, dessen Enden zum Scham- oder Sitzbein geführt werden. Dadurch wird die Harnröhre eingeengt und in die anatomisch korrekte Position verlagert.

HEINRICH (74):
NEUE LEBENSQUALITÄT DURCH EINEN KLEINEN EINGRIFF

Heinrich, rüstiger Ex-Polizist, musste sich vor 4 Jahren einer Prostataoperation unterziehen. Unliebsame Folgeerscheinung: Inkontinenz.

Seit damals ist das Leben für Heinrich nicht mehr lebenswert. Der Verlust an Lebensfreude macht dem 74-Jährigen derart zu schaffen, dass er sich über mögliche Eingriffe informiert. Nach Nachforschungen im Internet und der Lektüre von Fachbüchern sucht er einen erfahrenen Urologen auf und bespricht mit ihm den Wunsch nach einer Implantation eines künstlichen Schließmuskels. Die Operation wird nach kurzer Zeit durchgeführt. Danach hat Heinrich zunächst Schwierigkeiten mit der Pumpe im Hoden umzugehen. Aber zum Zeitpunkt der Entlassung beherrscht er das System.

Das Gefühl, wieder wie jeder andere zur Toilette gehen zu können und sich nicht mehr rund um die Uhr gedanklich mit der Gefahr eines ungewollten Harnverlusts beschäftigen zu müssen, ist wie ein zweiter Geburtstag für Heinrich.

Auch wenn der operierende Arzt bei der Entlassung darauf hinweist, dass das System in einigen Jahren möglicherweise ausgetauscht werden muss, überwiegt bei Heinrich das Glück über die wiedergewonnene Lebensqualität. ■

Künstlicher Schließmuskel

Diese Methode ist seit mehr als 20 Jahren in Verwendung. Ihre Wirksamkeit und Sicherheit ist durch eine Vielzahl von Studien belegt.

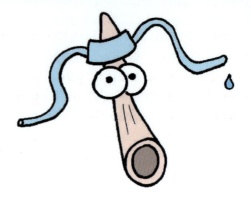

Um die Harnröhre wird eine Manschette gelegt und mit einem Ballon unter der Haut verbunden. Mittels einer Pumpe im Hodensack kann vor dem Wasserlassen Flüssigkeit von der Manschette in den Ballon gepumpt werden. Die Manschette füllt sich dann nach ca. einer Minute wieder selbstständig mit Flüssigkeit und dichtet ab.

▶▶ **Seite 75,** Praxisbeispiel „Heinrich"

Dranginkontinenz

Menschen, die von Dranginkontinenz betroffen sind, verspüren einen Harndrang, der oft so intensiv ist, dass sich die Blase entleert, bevor die Toilette erreicht werden kann. Typisch für Dranginkontinenz ist, dass sich der komplette Blaseninhalt auf einmal entleert. Gegen diese große Menge an Harnverlust kann der/die Betroffene in der Situation selbst so gut wie nichts tun. Aus diesen Gründen ist bei Dranginkontinenz das Gefühl der Hilflosigkeit oft besonders groß.

Diese Kontinenzform ist die zweithäufigste und wird auch als Blasenmuskelüberempfindlichkeit bezeichnet. Sie tritt bei Frauen und Männern gleich häufig und besonders im höheren Lebensalter auf.

Dranginkontinenz kann verschiedene Ursachen haben:

- Vorliegen einer neurologischen Erkrankung (Detrusorüberaktivität neurogen)

- Erkrankung oder Überempfindlichkeit der Blase (Detrusorüberaktivität symptomatisch)

- Unbekannte Ursache(n) (Detrusorüberaktivität idiopathisch)

DRANGINKONTINENZ AUFGRUND EINER NEUROLOGISCHEN ERKRANKUNG

Erinnern Sie sich noch an das Bild mit den Matrosen, dem Steuermann und dem Kapitän („Harndrang ahoi!", Seite 36)? Solange die Toilette nicht erreicht ist, gibt der Kapitän (Gehirn) keinen Entleerungsbefehl an den Steuermann (Entleerungszentrum im Rückenmark). Die Schließmuskeln halten „dicht".

Bei Vorliegen einer neurologischen Erkrankung funktioniert diese Befehlskette nicht mehr einwandfrei. Jene Nerven, die für die Weitergabe der Befehle verantwortlich sind, sind geschädigt und können ihre Aufgabe nicht mehr erfüllen.

Dranginkontinenz

VALENTINA (62):
MALHEUR AUF DER HOCHZEITSFEIER

Valentina freut sich auf einen Nachmittag im Einkaufscenter. Sie hat sich mit einer Freundin zum Kaffee und zu einem Schaufensterbummel verabredet. Obwohl die 62-Jährige seit 20 Jahren an Diabetes leidet, hat sie die Krankheit gut im Griff und wird im Alltag kaum davon beeinträchtigt. So genießt sie auch diesmal die Einkaufstour. Nach einer Stunde kehren sie in einem Kaffeehaus ein und trinken zwei Tassen Kaffee. Als sie die Einkaufstour fortsetzen, verspürt Valentina einen leichten Harndrang, der jedoch relativ schnell wieder verschwindet.

Als sie danach an der Bushaltestelle wartet, kehrt der Harndrang unvermittelt zurück. Inmitten der vielen wartenden Menschen wird sie sich entsetzt bewusst, dass Harn ihre Beine hinabläuft. Um ihre Schuhe bildet sich deutlich sichtbar ein nasser Fleck. Valentina presst ihre Beine zusammen, um das Missgeschick so gut es geht zu verbergen. Die Peinlichkeit ist unerträglich. Valentina überlegt fieberhaft, wie sie aus dieser Situation herauskommen kann – und auch, wie sie nach Hause kommen soll. Sie kann ja nicht einmal ein Taxi nehmen, ohne den Sitz nass zu machen.

In ihrer Verzweiflung fällt ihr ein, dass sie sich ja unter anderem auch eine neue Hose gekauft hat. Sie verlässt die Haltestelle mit raschem Schritt und sucht die nächstgelegene öffentliche Toilette auf. Dort versorgt sie sich notdürftig, zieht die neu gekaufte Hose an, stopft die nassen Sachen in die Einkaufstasche und nimmt sich ein Taxi nach Hause.

Am nächsten Morgen reflektiert sie den Vorfall und erlebt ein starkes, quälendes Schamgefühl. Eigentlich hat sie sich am Vortag fest vorgenommen, so schnell wie möglich einen Termin bei einem Urologen zu vereinbaren. Doch heute hat sie der Mut verlassen und die Vorstellung, jemand anderem diesen Vorfall erzählen zu müssen, verunsichert sie. Vielleicht war das ja nur eine einmalige Angelegenheit. Möglicherweise hat sie sich eine Blasenverkühlung zugezogen. Vielleicht waren es auch die zwei Tassen Kaffee. Nach dem Genuss von Kaffee musste sie ja auch zu Hause immer schnell die Toilette aufsuchen.

Valentina verdrängt die unangenehmen Gedanken. Sie nimmt sich vor, keinen Kaffee mehr zu trinken, wenn sie das Haus verlässt. Sie vermeidet fortan Termine, die sie längere Zeit von zu Hause fernhalten. Falls dies unvermeidbar ist, trinkt sie vorher kaum etwas und plant ihre Wege so, dass sich genügend öffentliche Toiletten auf der Strecke befinden. Bei Kino- oder Theaterbesuchen übernimmt sie die Reservierung der Karten und wählt für sich stets einen Sitzplatz am Rand, der es ihr erlaubt, im Fall des Falles rasch und ohne viel Aufsehen zu erregen die Toilette aufzusuchen. ▸▸

▶▶ Valentina ist nicht bewusst, dass sie ihr Leben in kurzer Zeit komplett nach ihrem „Problem" ausgerichtet hat. Irgendwie erfüllt es sie sogar mit Stolz, dass sie alles so gut und selbstständig meistert – und das, obwohl es neuerdings weitere Anzeichen dafür gibt, dass nicht alles in Ordnung ist: Ihr Harn wird immer dunkler und riecht stark. Auch darüber traut sie sich mit niemandem zu sprechen.

Als Valentina eines Tages von ihrer Nichte eine Einladung zur Hochzeit erhält, sagt sie freudig zu. Natürlich benötigt sie zu diesem Anlass ein neues Kleid. Geübt spult sie ihr gewohntes Programm ab: Sie trinkt vor dem Einkauf nichts mehr, sucht vor dem Weggehen noch die Toilette auf, packt Ersatzgewand und Monatsbinden ein und fährt mit dem Taxi zum Geschäft. Dort kauft sie gezielt ein neues Kleid und fährt gleich wieder mit dem Taxi nach Hause. Geschafft! Nichts ist geschehen!

Für den Tag der Hochzeit hat Valentina alles sorgfältig geplant. Doch angesichts der ausgelassenen Stimmung bei der Tafel trinkt sie doch etwas mehr als sonst. Als sie die Toilette aufsuchen will, bemerkt sie entsetzt, dass sich eine lange Schlange vor der Tür zur Damentoilette gebildet hat. Sofort verspürt sie den intensiven Harndrang und wie damals bei der Bushaltestelle kann sie den Harn plötzlich nicht mehr zurückhalten. Sie stürzt an den Wartenden vorbei in die Toilette und schlüpft in eine soeben frei werdende Kabine. Mit Tränen der Scham und Wut in den Augen sieht sie die Bescherung an: Kleid, Unterwäsche, Strümpfe und Schuhe sind nass und riechen sehr intensiv. Verzweifelt beschließt sie, sich in der Toilette zu verstecken, bis alle Gäste gegangen sind. Nach einiger Zeit hört sie jedoch, wie ihre Schwester nach ihr sucht. Verschämt ruft sie aus der Kabine, dass ihr ein Unglück passiert ist. Ihre Schwester erklärt die Damentoilette vorübergehend zur Sperrzone und hilft Valentina, die Kleidung zu waschen und mit dem Handfön zu trocknen. Schon bald sind sie wieder Teil der Hochzeitsgesellschaft. Niemand hat mitbekommen, was passiert ist.

Nach diesem Erlebnis ist Valentina klar, dass sie ohne Hilfe mit dem Problem nicht mehr zurechtkommen wird, und sie vereinbart am nächsten Tag einen Termin bei einem Urologen. Dieser stellt die Diagnose „Dranginkontinenz", klärt einfühlsam über die Konsequenzen auf und verschreibt ein Medikament, das beruhigend auf den Blasenmuskel wirkt. Da Valentina auch an einer Blaseninfektion leidet, wird ihr auch noch eine antibiotische Therapie verordnet.

Einige Wochen danach ist das Problem verschwunden. Als sich Valentina mit ihrer Schwester trifft, um die Hochzeitsfotos für die Dankeskarten auszusuchen, bedankt sie sich noch einmal für die Hilfe in höchster Not und erzählt freudestrahlend, dass sie mit Hilfe des Arztes eine Lösung für ihr Leiden gefunden hat. „Hätte ich mich nur früher getraut, über meinen Schatten zu springen und Hilfe in Anspruch zu nehmen", seufzt Valentina. „Ich hätte mir viel Leid und Peinlichkeiten erspart." ■

Die Folge: Der/die Betroffene spürt einen Harndrang, kann aber die sofortige Entleerung nicht unterdrücken. Dadurch kommt es zum unfreiwilligen Harnverlust, bevor die Toilette erreicht ist.

Derartige Nervenschädigungen können nach Schlaganfällen, im Zuge einer Alzheimer'schen Erkrankung, bei Multipler Sklerose, einer Parkinson'schen Erkrankung oder auch nach langjähriger Zuckerkrankheit auftreten.

Weniger trinken = Mehr Probleme!

Von Inkontinenz Betroffene, die sich aus Scham selbst helfen wollen, unterliegen oft einem Irrtum, wenn sie scheinbar logische Schlussfolgerungen auf ihr Leiden anwenden wollen.

Eine der ersten Maßnahmen, die Betroffenen in den Sinn kommen, ist eine Einschränkung der Flüssigkeitszufuhr. Frei nach dem (an sich logischen) Grundsatz: Je weniger „oben" hineinkommt, desto weniger kommt „unten" heraus. Fatalerweise verschlimmert eine geringere Flüssigkeitszufuhr bei der Dranginkontinenz das Problem:

Die Harnblase ist für Bakterien ein „Schlaraffenland": In der warmen, dunklen und feuchten Umgebung, die durch die verschiedenen Harninhaltsstoffe auch genügend Nahrung bietet, können sich Keime und Mikroben optimal vermehren.

Durch verringerte Flüssigkeitsaufnahme wird der Harn konzentrierter (erkennbar an der dunkleren Farbe) und enthält dadurch auch mehr Inhaltsstoffe. Die Folge: Noch schnelleres Wachstum der Bakterien. Ist eine gewisse Anzahl erreicht, sorgt eine Blasenentzündung für einen noch stärkeren Harndrang – und für Schmerzen.

Wer also an einer durch neurologische Störungen hervorgerufenen Dranginkontinenz leidet und wenig trinkt, hat große Chancen, auch noch an einer Blasenentzündung zu erkranken – und sich damit eine zweite Ursache für diese Inkontinenzart (Erkrankung in der Blase oder Überempfindlichkeit der Blase) „anzuzüchten".

DRANGINKONTINENZ AUFGRUND EINER ERKRANKUNG ODER ÜBEREMPFINDLICHKEIT DER BLASE

Die Blase kann nicht nur aufgrund einer Blasenentzündung (an der Frauen viel öfter leiden als Männer) Probleme machen: Auch bei Blasentumoren, Blasensteinen oder einem überreizten Blasenmuskel können fehlerhafte Meldungen ans Gehirn entsandt werden, die Harndrang signalisieren.

Dies allein führt nicht zwingend zu einer Inkontinenz, da das Gehirn entsprechend gegensteuern kann und den Schließmuskel aktiviert. Liegt jedoch auch eine Schädigung oder Schwäche des Blasenmuskels vor, funktioniert diese Gegensteuerung nicht mehr ausreichend und es entsteht eine Dranginkontinenz.

Risikofaktor Blasenentzündung

Blasenentzündungen sind besonders für Frauen nichts Unbekanntes. Viele haben bereits ein- oder mehrmals darunter gelitten und kennen die Symptome: Man fühlt sich schwach, ist fiebrig und jeder Tropfen Harn, der von den Nieren in die Harnblase kommt, verursacht einen intensiven Drang, die Toilette aufzusuchen, wo man dann unter Schmerzen den einen oder anderen Tropfen herauspresst. Nicht selten ist dann auch noch etwas Blut dabei. Alles in allem: Ein sehr unangenehmer, schmerzhafter Zustand für jede/n Betroffene/n.

Ursachen für Blasenentzündungen bei Frauen

Falsche WC-Hygiene bei Mädchen und jüngeren Frauen:

Darüber, wie man sich nach dem Stuhlgang richtig sauber macht, wird in Familien selten bis gar nicht gesprochen. Entsprechend wenig verbreitet ist dieses Wissen, obwohl es helfen könnte, das Risiko von Blasenentzündungen in dieser Altersgruppe merklich zu verringern:

Die Wischrichtung bei der Reinigung sollte immer vom Bauch zum Gesäß erfolgen, damit keine Keime vom Darm in die Scheide oder Harnröhre gelangen. Eben diese Darmkeime sind die häufigsten Ursachen für eine Entzündung der Harnblase.

KONRAD (72):
PANIK IM KRANKENHAUS

Konrad, pensionierter Mathematiklehrer, stellt nach einem Schlaganfall erstaunt fest, dass sich seine Toilettengewohnheiten maßgeblich geändert haben: Manchmal schafft er es nach Auftreten des Harndrangs gerade noch auf die Toilette – nicht selten im Laufschritt. Doch er schreibt das den Folgen des Schlaganfalls zu. Schließlich funktionieren auch andere Dinge erst wieder nach und nach wie früher. Zu Hause kommt er mit dem intensiven, unaufhaltbaren Harndrang ganz gut zurecht. Er ist immer in unmittelbarer Nähe einer Toilette und sucht diese auch ohne Harndrang regelmäßig auf.

Als Konrad für eine intensive Nachuntersuchung stationär im Krankenhaus aufgenommen wird, verschwendet er anfangs keinen Gedanken an dieses Thema. Nach Zuweisung des Zimmers erkundet er die Umgebung, als er plötzlich den intensiven Harndrang verspürt. Verzweifelt sucht er nach einer Toilette und hastet den langen Krankenhausgang entlang. Mit Schamesröte im Gesicht erleichtert er sich schließlich hinter einer großen Pflanze an einer einigermaßen versteckten Stelle. Noch nie im Leben ist ihm etwas so unangenehm gewesen. Aber niemand hat etwas bemerkt. Sofort macht er die Toiletten in der Nähe seines Zimmers ausfindig, damit ihm so etwas Schreckliches nicht noch einmal passiert.

Als er am nächsten Tag mit Infusionsnadel im Arm im Krankenbett sitzt und plötzlich denselben stechenden Harndrang verspürt, klingelt er verzweifelt nach der Schwester. Doch als diese nach zwei Minuten kommt, ist es bereits zu spät. Konrad hat den Harn nicht zurückhalten können und fühlt sich unendlich bloßgestellt und würdelos, doch die Schwester verfügt über genügend Hintergrundwissen, um der Situation nicht nur die Peinlichkeit, sondern Konrad auch das Gefühl der Hilflosigkeit zu nehmen.

Sie erklärt ihm, dass seine Erkrankung vermutlich durch eine Störung der Blasenfunktion ausgelöst wurde und sie – Konrads Einverständnis vorausgesetzt – mit dem Stationsarzt reden wird. Konrad willigt ein. Der Stationsarzt verschreibt ihm nach einem längeren Gespräch ein Blasenmuskel-beruhigendes Medikament. Zudem wird ein Trink- und Ausscheidungsplan angelegt und unter Anleitung der Krankenschwester ein Toilettentraining durchgeführt. Als Konrad eine Woche später entlassen wird, ist sein Problem beseitigt. ■

Keimaustausch beim Geschlechtsverkehr:

Kein Mensch ist keimfrei. Auch der sauberste und hygienischste Mensch trägt „Hauskeime" in sich, die allerdings nicht krank machen, sondern unauffälliger Bestandteil des eigenen Bakterienhaushaltes sind.

Beim Geschlechtsverkehr werden auch diese „Hauskeime" ausgetauscht, wobei männliche Keime durch die kurze Harnröhre der Frau schneller in die weibliche Blase gelangen und dort, wie beschrieben, einen guten Nährboden vorfinden.

Selbst bei Geschlechtspartnern, die seit vielen Jahren zusammen sind, kann das problematische Folgeerscheinungen mit sich bringen. Andererseits bleibt der Austausch von Keimen in sehr vielen Fällen auch ohne jegliche Folgen.

Für Frauen empfiehlt es sich daher, so bald wie möglich nach dem Geschlechtsverkehr zu urinieren. Dadurch wird der Großteil der Fremdkeime aus der Harnröhre gespült.

Hormonmangel:

Bei reiferen Frauen im oder nach dem Wechsel kann ein Hormonmangel in der Harnröhre Blasenentzündungen begünstigen. Die Schleimhaut wird dünnwandig und trocken und ermöglicht es dadurch Keimen, leichter in die Blase aufzusteigen. Hier bietet die Natur in Form von Cranberrys (Preiselbeeren) ein gutes Hilfsmittel an. In welcher Form (Saft oder Tabletten) sie auch aufgenommen werden: Cranberrys senken den pH-Wert im Harn und machen ihn dadurch für Keime unverträglicher. Als Nebeneffekt wirken Cranberrys auch noch ausschwemmend, wodurch die Keimzahl zusätzlich verringert wird.

Geschwächtes Immunsystem:

Kälte, Nässe, Stress, wenig Schlaf oder psychische Probleme schwächen generell die natürlichen Abwehrkräfte des Körpers. Wenn sich zu diesem Zeitpunkt bereits Keime in der Harnblase befinden, kann die „Körperpolizei" nicht effizient reagieren und einer starken Vermehrung der Keime nicht genug Abwehrkräfte entgegensetzen.
Frauen, die trotz Befolgung aller gu-

WILHELM (44):
DOCH KEINE NORMALE BLASENENTZÜNDUNG

Das kann Wilhelm momentan gar nicht brauchen: Ein Brennen in der Harnröhre, Schmerzen beim Ausurinieren, ständig sehr starken Harndrang, Blut im Harn und gelegentlich auch etwas Harnverlust. Das sieht ganz nach einer Blasenentzündung aus.

Der Bankbeamte versucht es mit Schmerzmitteln, aber das Problem löst sich dadurch nicht. Und zum Urologen will er deshalb auch nicht gehen. Als die Schmerzmittel nicht mehr ausreichend wirken, holt er sich in der Apotheke Rat, wobei er die bereits eingenommenen Schmerzmittel, das Blut im Harn und den ständigen Harndrang verschweigt. Er möchte einfach eine rasche Lösung, die ihm ein schmerzfreies Arbeiten ermöglicht.

Die Apothekerin empfiehlt Blasentee und ausreichend Flüssigkeitszufuhr. Wilhelm folgt diesem Rat und denkt sich insgeheim, dass genau das vielleicht der Grund ist, warum es ihm so schlecht geht: Denn bisher hat er nicht viel getrunken, obwohl man immer wieder hört, wie wichtig das ist.

Die Symptome werden schwächer – aber sie verschwinden nicht. Wilhelm trinkt Tee und Wasser – oft bis zu fünf oder sechs Litern pro Tag. Den Kollegen fällt auf, dass er plötzlich ständig die Toilette frequentiert und ununterbrochen Flüssigkeit zu sich nimmt. Als eine Kollegin vorsichtig fragt, ob er mit der Blase Probleme hat, verneint er und antwortet lapidar, dass es eben gesund ist, wenn man viel Flüssigkeit zu sich nimmt.

Aber am nächsten Tag fühlt er sich ganz und gar nicht gesund. Beim Rasieren im Spiegel stellt er fest, dass seine Wangen unnatürlich gerötet sind. Und die Schmerzen im Unterbauch und beim Ausurinieren sind intensiver als in den letzten Tagen. Er fährt trotzdem ins Büro. Als er das Auto auf dem Firmenparkplatz abgestellt hat und aussteigen will, wird ihm plötzlich übel und schwarz vor Augen. Er kommt erst wieder zu sich, als er von Sanitätern in einen Rettungswagen gehoben wird. In der Rettung erbricht er mehrmals und der Notarzt stellt hohes Fieber fest. Wilhelm muss sich sehr konzentrieren, um alle Fragen zu beantworten.

Im Krankenhaus wird er auf die Urologische Abteilung gebracht und untersucht. Diagnose: Blasensteine. Diese werden mittels Blasenspiegelung entfernt. Wilhelm wird nach einer antibiotischen Therapie schmerzfrei entlassen. Zur Kontrolle sucht er dann doch noch einen Urologen auf, der ihm bestätigt, dass nun alles wieder in Ordnung ist. Nur der Nachsatz lässt Wilhelm noch einmal kurz aufschrecken: „Aber Sie sind sich hoffentlich bewusst, dass Sie mit Ihrem Leben gespielt haben." ■

ten Ratschläge und ausreichender Trinkmenge immer wieder an Harnwegsinfekten erkranken, sollten sich unbedingt einer genaueren urologischen Untersuchung unterziehen. Nur ein Facharzt hat die Möglichkeit und das Wissen, den Beschwerden auf den Grund zu gehen.

DRANGINKONTINENZ AUFGRUND VON UNBEKANNTEN URSACHEN

Auch modernste Untersuchungsmethoden können nicht immer restlos klären, wodurch eine Dranginkontinenz entsteht. Neben körperlichen Ursachen kann diese Inkontinenzform z.B. auch durch ein psychisches Trauma ausgelöst werden.

▶▶ **Seite 86,** Praxisbeispiel „Grete"

THERAPIEFORMEN

Die Geschichten hinter ungewolltem Harnverlust sind vielschichtig und vielfältig – und sehr oft auch von Experten nicht leicht durchschaubar. Medizinische Abklärung ist jedoch in allen Fällen auf dem Weg zur richtigen Therapiemaßnahme notwendig.

Gerade durch die vielen verschiedenen Möglichkeiten, die als Ursache in Frage kommen, kann ein und dieselbe Therapiemaßnahme in einem Fall richtig, im anderen Fall aber sogar gefährlich sein.

Ein Beispiel: Vermutet ein Arzt irrtümlich eine neurologische Erkrankung als Ursache für Dranginkontinenz und verordnet ein Medikament, das den Blasenmuskel ruhig stellt, während die tatsächliche Ursache ein Blasenstein ist, könnte die Therapie den Patienten in eine gefährliche Situation bringen. Denn der Blasenstein müsste in jedem Fall entfernt werden. Natürlich ist es auch möglich, dass eine neurologische Erkrankung *und* ein Blasenstein vorliegen.

Fazit: Inkontinenz erfordert immer gewissenhafte, professionelle Untersuchungen, um die Ursache(n) möglichst genau eingrenzen zu können.

Für Betroffene oder Angehörige bedeutet das: Auch wenn die Inkontinenzform über Fachartikel oder Broschüren klar identifiziert werden kann, sollte niemals und unter keinen Umständen eine Therapie auf eigene Faust bzw. ohne ärztliche Begleitung begonnen werden!

GRETE (67):
ECHOS AUS DER VERGANGENHEIT

Gretes Mutter wächst auf einem Bergbauernhof als ältestes von zehn Kindern auf. Als sie unverheiratet mit Grete schwanger ist, wird sie von ihren Eltern verstoßen und von einem älteren kinderlosen Ehepaar am Rande des abgelegenen Dorfes aufgenommen. Als die alte Bäuerin kurz darauf stirbt, heiratet Gretes Mutter den alten Bauern und bekommt mit ihm noch sieben weitere Kinder.

Als Grete ungefähr 10 Jahre alt ist, beginnen die nächtlichen Besuche des Stiefvaters. Grete fürchtet sich jede Nacht vor dem Geräusch der sich öffnenden Zimmertür. Nach vierjähriger Tortur kann sie es nicht mehr ertragen und vertraut sich ihrer Mutter an. Diese versetzt ihr eine Ohrfeige und schreit sie an, dass sie froh sein soll, ein Dach über dem Kopf, regelmäßiges Essen und Kleidung zu haben.

Als Grete mit 15 Jahren schwanger wird – ihr Stiefvater ist 89 Jahre alt – muss das Thema wohl oder übel noch einmal zur Sprache kommen. Gretes Mutter besorgt Geld und fährt mit ihr in die Stadt, wo eine Abtreibung mit einfachsten Mitteln vorgenommen wird. Die 15-Jährige ist nie aufgeklärt worden und hat keine Ahnung, was dort mit ihr gemacht wird. Nach zwei Tagen bekommt sie hohes Fieber und die Mutter holt den Dorfarzt, der eine schwere Blutvergiftung feststellt und Grete in ein Krankenhaus überstellen lässt. Sie überlebt mit viel Glück.

Als sie nach drei Wochen wieder nach Hause kommt, hört Grete, dass ihr Stiefvater verstorben ist. Ihre Mutter gibt ohne zu zögern Grete die Schuld. Der Dorfarzt hatte sich nicht an seine Schweigepflicht gehalten und am Stammtisch im Dorfgasthof alles erzählt. Die Mutter packt Gretes Habseligkeiten zusammen und schickt sie zum Arbeiten in die Stadt. Es soll das letzte Mal sein, dass Grete ihre Mutter und ihre Stiefgeschwister sieht oder von ihnen hört.

Grete arbeitet in der Stadt, ist fleißig und sparsam und gönnt sich kaum etwas. An ihrem 34. Geburtstag lebt sie schließlich in einer schönen Wohnung und hat ein geregeltes Einkommen. Plötzlich ist sie mit ungewolltem Harnverlust konfrontiert – und verzweifelt. Nach ihren Erlebnissen im Elternhaus ist sie nicht in der Lage, mit jemand Außenstehendem über ihre Situation zu sprechen. Grete versorgt sich mit allem, was es zu lesen und zu kaufen gibt, und lernt langsam, mit ihrer Inkontinenz zu leben.

Mit 67 Jahren – 33 (!) Jahre nach dem ersten ungewollten Harnverlust – liest Grete in einer Broschüre einen Artikel mit dem Titel „Inkontinenz ist kein Schicksal". Aufgrund der Beschreibungen erkennt sie, dass sie an Dranginkontinenz leidet. Zum ersten Mal in ihrem Leben beschäftigt sie sich mit ihren Körperausscheidungen, fasst all ihren Mut zusammen und vereinbart einen Termin in einer Beratungsstelle für Kontinenz. ▸▸

▶▶ Die einfühlsame Beraterin bringt Grete dazu, ihre Geschichte zu erzählen. Nach Jahrzehnten der Verdrängung bricht alles tränenreich aus ihr heraus. In einem langen Beratungsgespräch erhält Grete alle Informationen und die Empfehlung, eine ärztliche Untersuchung durchführen zu lassen. Nur so kann man ein körperliches Gebrechen ausschließen. Die Beraterin erklärt Grete sehr detailliert, was der Facharzt aus welchem Grund machen wird, und bietet auch an, sie zu der Untersuchung zu begleiten. Grete nimmt dieses Angebot dankbar an. Dank der Vorbereitung und des sehr behutsamen Arztes verläuft die Untersuchung ohne Unannehmlichkeiten. Ergebnis: Grete ist körperlich völlig gesund.

Gemeinsam wird entschieden, dass eine psychologische Behandlung möglicherweise Erfolg bringen kann. Grete beginnt eine Therapie, die vieles aufwühlt, was nicht immer angenehm ist. Die Fortschritte lassen jedoch nicht lange auf sich warten. Während der zweijährigen Therapie hält Grete regelmäßig Kontakt zu der Beraterin und sucht auch öfter die Beratungsstelle auf, um sich nach neuen Entwicklungen auf dem Gebiet der Inkontinenzhilfsmittel zu erkundigen. Dann bricht der Kontakt zur Beraterin ab.

Ein Jahr später trifft eine Ansichtskarte in der Beratungsstelle ein, aufgegeben in Mexiko. Grete schreibt: „Ich mache gerade eine Weltreise, es geht mir wunderbar, das Leben ist schön. Vielen Dank für alles!" ■

Grundsätzlich gilt: Die Therapie einer Dranginkontinenz erfolgt in der Regel nicht operativ und erfordert von den Betroffenen und den betreuenden Personen oft viel Geduld. In den meisten Fällen ist es nicht ausreichend, ein Medikament einzunehmen. Vielmehr ist eine regelmäßige ärztliche Führung und fachliche Beratung erforderlich, die einerseits dazu dient, Beständigkeit und Vertrauen zu vermitteln, andererseits einen Kontinenzplan gemeinsam zu entwickeln und laufend zu besprechen. Dadurch ist es möglich, selbst kleine Therapieerfolge zu erkennen, zu würdigen und in neue Motivation für den weiteren Behandlungsweg umzuwandeln.

Es soll hier nicht beschönigt werden, dass die Therapie einer Dranginkontinenz eine aufwändige und langwierige Angelegenheit sein kann. Dem muss man jedoch die unbestreitbare Tatsache gegenüberstellen, dass

Dranginkontinenz

das dauerhafte Leben mit der unbehandelten Erkrankung für die Betroffenen in allen beobachteten Fällen psychisch, physisch, sozial und finanziell weitaus belastender war als eine Therapie. Bei bestehenden Hinweisen auf psychische Probleme des/der Betroffenen sollte unbedingt die Zusammenarbeit mit einem Psychologen gesucht werden.

Konservative Therapiemöglichkeiten

Medikamente

Hier werden in der Regel Medikamente eingesetzt, die den Blasenmuskel ruhig stellen und dadurch die Toilettengänge reduzieren. Leider tritt bei Einnahme dieser Medikamente als häufigste Nebenwirkung anfangs eine unangenehme Mundtrockenheit auf, die allerdings mit Fortdauer der Einnahme auch wieder verschwinden kann. Die gute Seite dieser Nebenwirkung: Sie motiviert die Betroffenen dazu, mehr zu trinken – was dem Therapieerfolg dient. Liegt eine schwere Blasenentzündung als Ursache vor, werden in der Regel Antibiotika verschrieben.

Verhaltenstherapien

Der über Jahre hinweg erlebte intensive Harndrang und ungewollte Harnverlust führt bei vielen Betroffenen oft zu einer unbewussten Verhaltensänderung: Sie suchen bei jeder sich bietenden Gelegenheit rasch die Toilette auf.

Aufgrund dieses Verhaltens verändert sich das Blasenfassungsvermögen. Da schon sehr geringe Mengen an Harn sofort ausgeschieden werden, füllt sich die Blase nicht mehr vollständig, was aus funktioneller Sicht problematisch ist, da der Körper bestimmte Signale nicht mehr erhält. Dieses unbewusst erlernte Verhalten kann in der Verhaltenstherapie wieder „verlernt" werden.

Trink- und Blasentraining

Trink- und Blasentraining ist nur für Personen geeignet, die in der Lage sind ihre Ausscheidung ohne fremde Hilfe zu kontrollieren und die eigenständig ein Protokoll über ihr Trinkverhalten führen können.
Ziel des Trainings ist es, die Blase wieder an eine normale Füllmenge zu gewöhnen und den Drang nach

einem frühzeitigen Aufsuchen der Toilette auszuschalten.

Dabei wird versucht den Harndrang zunächst nur kurz – mit Fortdauer des Trainings 5–10 Minuten lang – zu unterdrücken. Dies erreicht man mit einer Atemtechnik, bei der tief in den Bauch geatmet wird, bis sich der Bauch vorwölbt. Gleichzeitig wird der Beckenbodenmuskel fest zusammengezwickt. Erst danach wird die Toilette aufgesucht.

Die zeitlichen Intervalle werden in der Folge weiter gesteigert, bis durch diese Methode die Zeit zwischen Harndrang und Toilettengang mühelos auf 20 Minuten gedehnt werden kann.

Dieses Erfolgserlebnis lässt ein neues Vertrauen in die eigenen Körperfunktionen entstehen. Sobald es groß genug ist, wird das Blasenvolumen durch eine Erhöhung der Trinkmenge wieder auf ein normales Maß gebracht.

Wichtigstes Hilfsmittel dabei ist die selbstständige Führung eines Trink- und Ausscheidungsprotokolls. Zu Beginn der Therapie wird es über einen Minimalzeitraum von zwei Tagen (48 Stunden) geführt, wobei die gewollte Harnausscheidung mit einem Messbecher erfasst wird.

Mit Hilfe des Protokolls lässt sich nachvollziehen, wann was und wie viel getrunken wurde und wann wie viel bewusst ausgeschieden wurde. Die ungewollte Harnausscheidung wird mit dem Vorlagengewichtstest (siehe Kapitel „Inkontinenzhilfsmittel") dokumentiert. Zusammengefasst erhält man so Informationen über die durchschnittliche Menge des Blaseninhaltes. Im Rahmen des Trainings wird dieses Protokoll regelmäßig geführt, um die zeitliche Verschiebung des Drangempfindens in Zusammenhang mit der täglichen Trinkmenge zu erfassen.

Wie viel trinken?

Pro Tag sollten ungefähr zwei Liter Flüssigkeit getrunken werden, wobei auch Kaffee, Suppe und schwarzer Tee in der Flüssigkeitsbilanz berücksichtigt werden können, sofern nicht zu große Mengen davon getrunken werden.

Auch wenn es nicht viel klingt: Vielen Menschen fällt es extrem schwer,

INGRID (84):
MOTIVATION IST ALLES

Ingrid leidet an Demenz und wird zu Hause von ihrer Tochter betreut. Aufgrund ihrer Beschwerden wird ihr vom Urologen ein Medikament verschrieben, das den Blasenmuskel ruhig stellt. Gleichzeitig empfiehlt der Arzt ein einfaches Toilettentraining und legt nahe, eine Beratungsstelle für Kontinenz aufzusuchen.

Die Beraterin lässt sich von der Tochter den Tagesablauf der Mutter erklären und erstellt einen „Ausscheidungsplan" für untertags. In der Nacht trägt Ingrid eine Inkontinenzeinlage, die ein ungestörtes Durchschlafen sicherstellt.

Wie von der Beraterin empfohlen, wird Ingrid von ihrer Tochter alle zweieinhalb Stunden zur Toilette geführt. Am Anfang kommt Ingrid das komisch vor. „Ich muss noch gar nicht, was du immer mit dem Klogehen hast", pflegt sie dann zu sagen. Doch ihre Tochter lässt sich nicht beirren und macht Ingrid Mut: „Mama, das macht doch nichts. Wir versuchen es gemeinsam und wenn es nicht geht, macht es auch nichts."

Ingrid gewöhnt sich langsam an den Ablauf und das Problem mit der Inkontinenz verschwindet. Behutsam wird Ingrid von ihrer Tochter auch dazu ermuntert, mehr zu trinken. Auch für Ingrids Tochter wird der Alltag leichter: Der Zeitaufwand, ihre Mutter auf die Toilette zu führen, ist lang nicht so intensiv und anstrengend wie befürchtet und kein Vergleich zu der Zeit vor Beginn der Therapie. Fortan gibt es keine nasse Wäsche mehr zu waschen und Ingrid muss nicht mehr gereinigt und beruhigt werden, nachdem etwas passiert ist. ■

zwei Liter zu trinken. Viele haben Zeit ihres Lebens nicht mehr als einen 1/2 Liter pro Tag zu sich genommen und stehen nach der lapidaren Empfehlung „Ab morgen trinken Sie bitte zwei Liter täglich" vor einer nahezu unüberwindlichen Aufgabe. Eine Umstellung auf die vierfache Trinkmenge von einem Tag auf den anderen ist auch höchst unrealistisch.

Durch das Führen eines Protokolls kann man die Trinkmenge langsam steigern. Dabei genügt es, anfangs einen 1/8 Liter pro Tag mehr zu sich zu nehmen und alle zwei oder drei Wochen die Menge weiter zu erhöhen. So kommt man schon nach relativ kurzer Zeit auf eine höhere Trinkmenge, ohne dass einem diese unnatürlich erscheint.

Kein Durst! Was tun?

Manchen Menschen fehlt das Durstempfinden völlig. Selbst ohne Flüssigkeitsaufnahme haben sie kein merkliches Verlangen, etwas zu trinken – und entsprechend wenig natürlichen Antrieb, die tägliche Trinkmenge zu erhöhen. In diesen Fällen hilft oft nur, sogenannte „Dursterzeuger" als Nahrungsergänzungsmittel zu sich zu nehmen.

Hier hat sich besonders der Knoblauch bewährt. Wer diesen verträgt und sich nicht an den bekannten Begleiterscheinungen stört, kann mit Knoblauch billig und einfach „Durst erzeugen". Ein Butterbrot mit frischem Knoblauch am Vormittag sorgt den ganzen Tag für ein „gesundes" Durstgefühl.

Ebenfalls geeignet sind Fisch („Fisch will immer schwimmen"), Chili oder etwas schärfer gewürzte Speisen.

Auch psychologisch gibt es einen einfachen, bewährten Trick, um die Flüssigkeitsaufnahme attraktiver zu machen: Allein die Verwendung des Wortes „Prost" motiviert Menschen, mehr zu trinken – auch wenn sich in den Gläsern nur Wasser befindet.

Wie auch immer man sich oder andere dazu motiviert, mehr zu trinken: Wichtig ist es, die neu erlernten Trink- und Ausscheidungsgewohnheiten langfristig beizubehalten. Bis sie in Fleisch und Blut übergehen, bleibt das Protokoll ein nützliches und motivierendes Hilfsmittel.

Toilettentraining

Dieses Training wird meistens bei Personen angewendet, die körperlich und/oder geistig eingeschränkt sind und aus diesem Grund eine Person benötigen, die sie beim Erhalt oder bei der Wiedererlangung ihrer Kontinenz unterstützt.

Wie beim Trink- und Blasentraining wird auch das Toilettentraining mit dem Ziel durchgeführt, die Drangerlebnisse zu mildern und die Zeit zwischen Drang und Toilettengang zu verlängern. Zusätzlich wird hier auch das Blasenfassungsvermögen gesteigert.

a) Toilettengang anbieten

Simpel, aber wirkungsvoll: Ein regelmäßiges Nachfragen bei der inkontinenten Person zu festgelegten

Zeiten („Darf ich Ihnen behilflich sein und Sie zur Toilette führen") bringt den Toilettengang stärker ins Bewusstsein.

Der erfolgreiche Toilettengang wird gelobt und im Anschluss daran wird angekündigt, zur nächsten festgelegten Zeit wiederzukommen um erneut Hilfe anzubieten. Wenn der Betroffene um Hilfe beim Toilettengang bittet, wird dieser Bitte selbstverständlich auch zwischen den festgelegten Zeiten nachgekommen.

▶▶ **Seite 90,** Praxisbeispiel „Ingrid"

b) Toilettengang zu individuellen Entleerungszeiten

Bei diesem Toilettentraining muss zuerst über mindestens zwei Tage ein Ausscheidungsprotokoll geführt werden. Dabei ist es wichtig, dass Ausscheidungen und Trinkmengen im normalen Tagesverlauf genau dokumentiert werden.

Dies kann auch der/die Betroffene selbst erledigen, sofern er/sie dazu in der Lage ist. Ansonsten wird das Protokoll von einer Betreuungsperson geführt.

IRMA (46): EINE FRAGE DES TIMINGS

Irma leidet nach einem Unfall an den Folgen eines schweren Schädelhirntraumas und einer daraus resultierenden Dranginkontinenz. Sie lebt in einer Behinderten-Wohngemeinschaft und hat mit Hautproblemen im Genitalbereich zu kämpfen. Die aufsaugenden Einlagen helfen nur recht und schlecht dagegen. Und selbst Krankenhausaufenthalte bringen keine dauerhafte Lösung des Problems.

Irmas Betreuerin sucht schließlich eine Beratungsstelle auf, um professionellen Rat einzuholen. Die Kontinenzberaterin empfiehlt die Führung eines Trink- und Entleerungsprotokolls über einen Zeitraum von 48 Stunden. Es wird ein Hausbesuch vereinbart. Das Protokoll ergibt, dass Irma ungefähr alle zwei Stunden einen ungewollten Harnverlust erleidet. Also wird beschlossen, dass Irma von ihrer Betreuerin alle 100 Minuten auf die Toilette begleitet werden soll.

Tatsächlich kommt es dabei meistens zu einer regelmäßigen, gewollten Harnentleerung. Irmas Hautprobleme gehören bald der Vergangenheit an, da sie nicht mehr Stunden im eingenässten Inkontinenzhilfsmittel zubringen muss, und ihre Betreuerin erzählt begeistert ihren Kolleginnen, mit welch einfacher Methode es gelungen ist, des Problems Herr zu werden. ■

Aus den Aufzeichnungen ist ersichtlich, wann und was der/die Betroffene getrunken hat, zu welchem Zeitpunkt die Toilette aufgesucht wurde, wann und wie oft Harndrang verspürt wurde und ob es zu einem unfreiwilligen Harnverlust kam. Anhand dieses persönlichen Ausscheidungsprotokolls wird der Toilettenplan erstellt. Dabei werden die Zeiten so abgestimmt, dass sie vor den mittels Protokoll festgestellten Zeitpunkten des ungewollten Harnverlusts liegen.

▸▸ Seite 94, Praxisbeispiel „Gustav"

Beckenbodentraining

Beckenbodentraining bringt einen nachweislichen Erfolg in der Behandlung der überaktiven Blase bei Dranginkontinenz. Im Kapitel „Belastungsinkontinenz" ist das Thema Beckenbodentraining ausführlich behandelt.

Elektrostimulation

Die vaginale und anale Elektrostimulation kann ebenfalls bei Blasenmuskel-Überempfindlichkeit angewandt werden. Allerdings wird in anderen Frequenzbereichen stimuliert als bei der Belastungsinkontinenz. Wie lange und in welchen Zeitabständen, legt der Facharzt fest.

Durch die Elektrostimulation zieht sich die Beckenbodenmuskulatur zusammen. Es handelt sich also um eine per Elektrode durchgeführte Beckenbodengymnastik. Elektrostimulation kann auch in Kombination mit anderen Therapieformen angewandt werden.

OPERATIVE THERAPIEMASSNAHMEN

Bei Steinen oder Tumoren in der Blase ist ein operativer Eingriff unerlässlich.

Einspritzungen

Sehr gute Erfolge bringen Einspritzungen in den Blasenmuskel. Dabei werden blasenmuskelberuhigende Medikamente (Anticholinergika) oder das von faltenreduzierenden Botoxtherapien bekannte Botulinum-Toxin verwendet. Im Rahmen einer Blasenspiegelung werden diese Medikamente alle 6–8 Monate direkt in den Blasenmuskel eingespritzt.

GUSTAV (78):
METHODISCH BESCHWERDEFREI

Gustav, pensionierter Buchhalter, ist nach einem Schlaganfall halbseitig gelähmt und sitzt im Rollstuhl. Seine Frau pflegt ihn zu Hause und bringt ihn jeden Tag um 12 Uhr für einen erholsamen Mittagsschlaf ins Bett.

Gustav leidet an Dranginkontinenz – und obwohl er mit einer aufsaugenden Einlage versorgt ist, geschieht es durch die großen ungewollt ausgeschiedenen Harnmengen immer wieder, dass Bettwäsche und Kleidung verunreinigt werden.

Gustavs 76-jährige Frau bringt dies oft an die Grenzen ihrer Kräfte. Sie bittet ihren Arzt um eine Überweisung an einen Urologen. Dieser verschreibt Gustav ein blasenberuhigendes Medikament, das jedoch nach sechs Wochen wieder abgesetzt werden muss, da Gustav stark unter den Nebenwirkungen leidet. Nun will man es mit einem Blasentraining probieren.

Eine Kontinenzberaterin erhebt im Rahmen eines Hausbesuches alle Faktoren und ist der Überzeugung, dass Gustav trotz Rollstuhl seine Harnausscheidung selbst übernehmen kann. Gustav erhält eine auslaufsicheren Harnflasche, eine Uhr mit Zeitschaltung und einen Becherplan.

Es trifft sich gut, dass Gustavs Frau eine gelernte Schneiderin ist. Sie trennt die Knöpfe aus seinen Hosen und näht stattdessen Klettverschlüsse ein, die leicht auch mit nur einer Hand zu öffnen sind. Zudem arrangiert sie die Möbel so, dass ihr Mann vom Rollstuhl aus Getränke und Harnflasche leicht und mühelos erreicht.

Die Uhr wird auf ein Alarmintervall von eineinhalb Stunden eingestellt. Bei jedem Alarm nimmt Gustav die Harnflasche zur Hand und uriniert hinein. Auch um seine Flüssigkeitszufuhr kümmert sich Gustav selbst. Seiner Frau sorgt dafür, dass stets 3 oder 4 Gläser mit Wasser, Tee oder Saft bereit stehen. Nach dem Urinieren trinkt Gustav ein Glas leer und vermerkt das in einem einfach gehaltenen Protokoll.

Auf diese Weise versorgt er sich zu seiner großen Freude und auch zur großen Freude seiner Frau tagsüber selbst, ohne dass es zu weiteren Zwischenfällen mit verschmutzter Bettwäsche kommt. ■

ALTERNATIVE HEILMETHODEN

Dranginkontinenz-Patienten greifen sehr gerne auf alternative Heilmethoden zurück. Da deren Wirksamkeit aber nur beschränkt erwiesen ist, haben diese Therapien nur eine begrenzte Verbreitung gefunden. Alternative Therapien sollten immer nur in Absprache mit einem Facharzt vorgenommen werden. Gerade bei der Dranginkontinenz können manche Therapieformen auch gesundheitlichen Schaden anrichten.

Ein Beispiel für eine beliebte alternative Therapieform ist die Phytotherapie mit Bärentraubenblättern, Goldrutenkraut und Palmblättertee. Sie soll eine entspannende Wirkung auf die Blase haben.

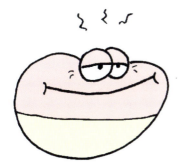

Mischinkontinenz

Als „Mischinkontinenz" bezeichnet man eine Kombination aus Belastungs- und Dranginkontinenz, die für Betroffene meist mit sehr unangenehmen Begleiterscheinungen verbunden ist. Etwa ein Drittel aller inkontinenten Frauen ist von dieser Form betroffen.

Der unkontrollierte Harnabgang tritt in Verbindung mit einer Druckerhöhung im Bauchraum auf und kann mit einem Drang enden. Das bedeutet, dass nicht nur ein ungewollter Harnverlust beim Husten oder Niesen eintritt, sondern sich nach einem Dranggefühl auch der verbliebene Blaseninhalt komplett entleert.

Betroffene erleben also gleich zweimal ein Gefühl unkontrollierbarer Hilflosigkeit, wobei der Harnverlust in Summe so stark ist, dass er mit Hilfsmitteln oft nicht mehr ausreichend bewältigt werden kann.

Aufgrund des zweimaligen ungewollten Harnverlustes ist Mischinkontinenz etwas schwieriger zu behandeln als andere Inkontinenzformen. Zumeist ist aber bei Betroffenen entweder die Belastungs- oder die Dranginkontinenz stärker ausgeprägt. In den meisten Fällen dominiert die Belastungsinkontinenz.

Eine Mischinkontinenz kann z.B. auch entstehen, wenn zu einer bestehenden Belastungsinkontinenz eine Blasenentzündung hinzukommt. Es können aber auch andere Kombinationen zu Mischinkontinenz führen.

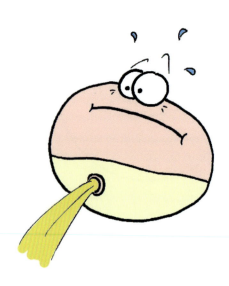

Sämtliche Grade der
Belastungsinkontinenz…

1. Grad/leicht:
Harnverlust beim Lachen,
Husten, Niesen

2. Grad/mittel:
Harnverlust beim Gehen,
Stiegenhinuntersteigen,
Laufen, Springen

3. Grad/schwer:
Harnverlust beim Aufstehen,
fast ständig

…können mit allen Ursachen einer Dranginkontinenz kombiniert sein:

- neurologische Erkrankung

- Erkrankung in der Blase oder Überempfindlichkeit der Blase

- unbekannte Ursache

Daher ist die Diagnosestellung etwas aufwändiger und in der Regel eine Spezialuntersuchung notwendig. Erst nach der richtigen Diagnose kann die passende Therapie verordnet werden.

Therapie der kombinierten Drang- und Belastungsinkontinenz

Leiden Patienten an einer kombinierten Drang- und Belastungsinkontinenz, gilt es herauszufinden, welches der beiden Beschwerdebilder dominiert. Voraussetzung für eine erfolgreiche Therapie ist auch hier die fachärztliche Untersuchung. Erst danach kann entschieden werden, mit welcher Therapiemethode begonnen wird.

Alle Therapiemaßnahmen der Belastungsinkontinenz und der Dranginkontinenz finden hier Anwendung.

BEATE (44):
GEFÄHRLICHE VERSCHLEPPUNG

Als Beate eines Tages im Drogeriemarkt statt Monatsbinden eine Packung Inkontinenzeinlagen in den Einkaufswagen legt, ahnt sie nicht, wie das ihr Leben verändern wird.

Die Kassafrau spricht sie an: „Das sind Einlagen für Blasenschwäche. Passt das so oder haben sie sich vergriffen?" Beate kann spüren, wie die Leute in der Schlange hinter ihr hellhörig werden. Sie murmelt ein paar Worte, bedankt sich und bittet, das Produkt austauschen zu dürfen.

Einige Wochen später erinnert sie sich noch einmal an diese Situation zurück. Denn paradoxerweise hat sie plötzlich tatsächlich Probleme mit ungewolltem Harnverlust. Nach Husten, Lachen und Niesen verliert sie plötzlich Harn, was ihr unendlich peinlich ist. Sie fasst sich ein Herz und erzählt ihrem Hausarzt, bei dem sie seit vielen Jahren in Behandlung ist, von dem Problem. Doch der lächelt nur und meint lapidar, dass das in ihrem Alter schon mal vorkommen kann. Beate ist enttäuscht. Sie hat sich konkrete Hilfestellung erwartet. Aber wenn nicht einmal ihr Arzt sie ernst nimmt, wer soll es dann tun?

Beate beschließt, ihr Problem für sich zu behalten. Irgendwie wird sie die Sache schon in den Griff bekommen. Als erste Maßnahme schränkt sie ihren Trinkkonsum ein und behilft sich mit Monatsbinden. Richtige Inkontinenzhilfsmittel wagt sie nicht zu kaufen. Dazu ist ihr der peinliche Moment an der Kasse noch zu stark in Erinnerung.

Was Beate nicht weiß: Das Trockenvlies von Monatsbinden ist nicht dafür konzipiert, das Rückfließen von Harn zu verhindern. Bei Druck auf die Einlage oder beim Sitzen kann Harn auf die Haut im Genitalbereich gelangen und diese reizen. Auch dass sich in diesen Einlagen verschiedenste Keime ansammeln können, die speziell bei Frauen aufgrund der kurzen Harnröhre relativ leicht in die Blase aufsteigen und zu einer Blasenentzündung führen können, ist Beate nicht bewusst. Ihre Methoden funktionieren so gut, dass sie in keine peinlichen Situationen kommt. Und das ist ihr das Wichtigste.

Nach ungefähr einem halben Jahr folgt mit der ersten heftigen Blasenentzündung das böse Erwachen. Fieber, Schmerzen und heftige Drangattacken zwingen sie wieder dazu, bei ihrem Hausarzt Rat zu suchen, obwohl ihr das alles andere als angenehm ist. Dieser verschreibt ihr kommentarlos Antibiotika und die Schmerzen verschwinden. Das Ganze wiederholt sich im Lauf der nächsten Monate drei Mal. Die Antibiotika beseitigen jedes Mal die Schmerzen. ▸▸

▸▸ Beate ist auf dem Weg von der Arbeit nach Hause, als sie im Bus einen Niesreiz verspürt, der so stark ist, dass sie ihn nicht unterdrücken kann. Sie spürt dabei ihren gewohnten Harnverlust, der normalerweise mit der Binde gut aufgefangen wurde. Doch plötzlich spürt sie auch einen starken Harndrang und augenblicklich entleert sich ihre Blase vollständig. Erschrocken zwickt sie Beine und Genitalbereich fest zusammen, aber es nützt nichts. Der Harn rinnt unaufhaltsam ihre Beine hinunter.

Verkrampft klammert sich Beate an den Haltegriff. „Hoffentlich merkt niemand etwas", schießt es ihr durch den Kopf. Aber als sie sich verschämt umdreht, bemerkt sie zum Glück, dass die anderen Fahrgäste nichts mitbekommen haben.

Bei der nächsten Haltestelle steigt sie hastig aus. Sie fühlt sich von allen Seiten beobachtet und ist den Tränen nahe. Wie in Trance hastet sie den ganzen restlichen Weg zu Fuß nach Hause. Dort angekommen fasst sie einen Entschluss: „So will ich nicht mehr weiterleben." Im Internet findet sie ein Angebot der Stadt. Mehrere Inkontinenzstellen bieten kostenlose Beratungen an. Sie vereinbart sogleich einen Termin.

In der Beratungsstelle erfährt sie alles über Inkontinenz – und auch, dass sie sich mit einem nicht optimalen Hilfsmittel versorgt hat. Die Beraterin stattet Beate mit einem aufsaugenden Material aus, das groß genug ist und sicherstellt, dass sie nicht mehr in eine derart peinliche Situation kommt.

Weiters wird ein Termin bei einem Urogynäkologen vereinbart. Dieser veranlasst eine Laboruntersuchung, bei der die Keime in Beates Blase bestimmt werden. Dadurch können die „passenden" Antibiotika ausgewählt werden. Bei einer anschließenden Spezialuntersuchung können bereits keine Anzeichen einer Dranginkontinenz mehr festgestellt werden.

Beate besucht einen Kurs für Beckenbodengymnastik, macht täglich ihre Übungen und vermeldet ein halbes Jahr später bei einem Besuch in der Beratungsstelle stolz: „Ich habe kein Problem mehr." ■

Überlaufinkontinenz

Im Vergleich zur Belastungs- oder Dranginkontinenz sind Überlaufinkontinenz-Betroffene geringeren Harnverlusten und relativ geringem Leidensdruck ausgesetzt. Die Symptome können mit Hilfsmitteln sehr gut kaschiert werden. Betroffene müssen selten um ihren Ruf oder um ihr soziales Image fürchten, da selbst engste Freunde oder Familienangehörige meistens nichts von diesem Problem mitbekommen. Die gesundheitlichen Folgen sollte man jedoch nicht unterschätzen.

Die Überlaufinkontinenz wird von Medizinern auch als „Überlaufblase" oder „Chronische Harnretention (Abflusshinderung) mit Harnverlust" bezeichnet. Sie ist ein Entleerungsproblem, bei dem lediglich eine geringe Menge Harn ungewollt und tröpfchenweise verloren wird, obwohl die Blase prall gefüllt ist.

Auch wenn dieser ständig tröpfelnde Harnverlust in geringen Mengen für die Betroffenen eine relativ gut zu bewältigende Bürde darstellt, ist eine Überlaufinkontinenz eine sehr ernste Angelegenheit: Unbehandelt kann sie im Extremfall lebensbedrohlich werden.

Überlaufinkontinenz entsteht, wenn Harn, der von der Niere in die Blase kommt, „überläuft". Da beim Ausurinieren die Blase nicht komplett entleert wird, bleibt ständig ein gewisser Restharn in der Blase zurück, der von den Betroffenen in den meisten Fällen nicht wahrgenommen werden kann.

Im Gegenteil: Betroffene verlieren nach gewisser Zeit auch das Gefühl einer „vollen" Blase, gehen dadurch eher instinktiv anstatt durch einen auslösenden Drang zur Toilette und entleeren dann oft mit Hilfe der sogenannten „Bauchpresse" (mechanischer Druck mit der Hand auf die Blase).

FRITZ (72):
DER SCHWIEGERSOHN ALS LEBENSRETTER

Fritz lebt alleine, seit seine Frau vor vier Jahren an Krebs verstorben ist. Seitdem ist vieles anders. Dass er für das „kleine Geschäft" viel länger braucht als früher, rechnet Fritz seinem Alter zu. Als das Harntröpfeln aber mit der Zeit gar nicht mehr nachlässt, macht sich Fritz auf die Suche nach Hilfsmitteln. Ihm fällt ein, dass seine Frau Einlagen verwendet hat, und er findet noch einige Packungen im Kasten. Er verwendet sie als Tröpfchenfänger in seiner Unterhose und ist mit dem Ergebnis zufrieden.

Einige Wochen später geht jedoch auf der Toilette gar nichts mehr. So sehr sich Fritz auch bemüht – es kommt kein Harn. Er nimmt schließlich die Hand zu Hilfe und drückt sie fest gegen die Bauchdecke. Endlich funktioniert es – wenn auch quälend langsam. Auch die nächsten Toilettengänge laufen so ab. „Das wird schon wieder", denkt Fritz.

Als er an einem Sonntagmorgen völlig verschwitzt und wie gerädert aufwacht, kommt ihm all das aber langsam unheimlich vor. „Morgen gehe ich zum Arzt", beschließt er, als er sich aufrappelt. Er ist zum Mittagessen bei seiner Tochter eingeladen. Das kann und will er nicht absagen. Schließlich macht sie sich schon jetzt so viele Sorgen um ihn und kümmert sich nicht nur um ihren Mann und ihre drei Kinder, sondern kommt auch einmal in der Woche zu ihm, um die Wohnung zu putzen und die Schmutzwäsche zu erledigen.

Im Bus wird Fritz auf einmal übel, aber er atmet tief durch. Als sein Schwiegersohn die Tür öffnet, wird ihm schwarz vor den Augen. Als er wieder zu sich kommt, liegt er auf der Wohnzimmercouch und blickt in das besorgte Gesicht seiner Tochter. Fritz erzählt kurz, dass es ihm in den letzten Tagen nicht gut gehe und dass er das morgen ärztlich abklären wird. Obwohl ihm noch immer nicht gut ist, isst er mit der Familie zu Mittag und nimmt dann dankend das Angebot an, von seinem Schwiegersohn nach Hause chauffiert zu werden.

Als Fritz auf dem Heimweg erneut einen Schwächeanfall bekommt, fährt der Schwiegersohn kurzerhand ins Krankenhaus. Bei der dortigen Untersuchung fällt sofort auf, dass die Harnblase prall gefüllt ist. Der Arzt entleert die Blase mit einem Katheter und meint: „Kein Wunder, dass es Ihnen nicht gut gegangen ist. Sie hatten zwei Liter Harn in der Blase. Die Prostata ist so stark vergrößert, dass die Harnröhre komplett abgedrückt ist."

Nun besteht akuter Handlungsbedarf. Der Arzt nennt die beiden Möglichkeiten: Operation oder das eigenständige Setzen eines Katheters mehrmals am Tag. Fritz, der große Angst vor einer Operation hat, entscheidet sich für den Katheter. ▶▶

Überlaufinkontinenz

>> Nachdem mittels Gewebeentnahme sichergestellt ist, dass die Vergrößerung gutartig (also ohne Krebszellen) ist, lernt Fritz das selbstständige Katheterisieren. In den ersten Tagen nach seiner Rückkehr nach Hause hilft ihm auch eine Pflegefachkraft dabei, in den eigenen vier Wänden gut damit zurechtzukommen.

> Obwohl Fritz bald alles gut im Griff hat, wird ihm die tägliche Prozedur lästig. Nach drei Monaten überwindet er seine Angst und entscheidet sich für die Operation. Alles geht gut, er erholt sich schnell und hat danach keinerlei Probleme mehr beim Ausurinieren.

> Er hätte nie geglaubt, wie sehr er sich über das wiedererlangte Gefühl einer vollen Blase freuen könnte.■

Diese unnatürliche Praktik beim Toilettengang führt zu einer Blasenüberdehnung. Die Blase wird größer und der Blasenmuskel immer dünner, bis er irgendwann nicht mehr in der Lage ist, sich zusammenzuziehen.

Die Folge: In der Blase herrscht ständiger Druck. Dieser kann so stark werden, dass die natürlichen Rücklaufsperren an der Einmündung der Harnleiter in die Blase aufgedehnt werden, bis sie versagen und Harn in Richtung der Nieren zurückfließen kann.

Da Harn ein wunderbarer Nährboden für Keime ist, hat dies auch meistens Infektionen zur Folge. Sobald sich Harn bis in die Nieren rückstaut, herrscht Alarmstufe Rot: Denn eine Niereninfektion kann zu einer Harnvergiftung (Urämie) führen und in letzter Konsequenz auch ein tödliches Nierenversagen auslösen.

Aus diesem Grund ist es extrem wichtig, dass man auch beim regelmäßigen Verlust geringer Harnmengen die Scham überwindet und so rasch wie möglich professionelle Unterstützung sucht.

MÖGLICHE URSACHEN EINER ÜBERLAUFINKONTINENZ

Abflusshindernisse

Hindernisse, die die Harnröhre so verengen, dass der Harn nicht mehr ungehindert abfließen kann, sind die häufigste Ursache für Überlaufinkontinenz.

Prostatavergrößerung

Die Prostata vergrößert sich aufgrund der veränderten Hormonsituation im Körper des Mannes meistens zwischen dem 50. und 60. Lebensjahr. Da die Prostata die Harnröhre umschließt und von einer äußeren Hülle (Kapsel) umgeben ist, die aus sehr festem Gewebe besteht, drängt sie bei einer Vergrößerung leichter nach innen statt nach außen und drückt dabei die Harnröhre ab.

Diese Veränderung findet nicht von heute auf morgen statt, sondern entwickelt sich langsam und für den Betroffenen zunächst unbemerkt. Je weiter die Vergrößerung fortschreitet, desto mehr verengt sich die Harnröhre. Dadurch wird der Harnstrahl beim Ausurinieren immer schwächer.

Als bedenklich wird das meistens erst dann empfunden, wenn das Ausurinieren sehr lange dauert. Viele nehmen dann noch eine zeitlang instinktiv die „Bauchpresse" (Luftanhalten, festes Drücken in den Bauch) zu Hilfe. Einige Betroffene spüren auch, dass sich die Blase nicht mehr restlos leeren lässt.

Sobald der Druck der vergrößerten Prostata auf die Harnröhre stärker ist als der Druck, den der Betroffene mittels Bauchpresse auf die Harnblase ausüben kann, kommt kein Harnstrahl mehr zustande. Es entsteht das in Zusammenhang mit Prostatavergrößerungen oft zitierte „Nachtröpfeln", das allerdings für viele Männer noch immer kein nennenswerter Grund zur Beunruhigung ist.

Durch die lange Harnröhre sind es Männer Zeit ihres Lebens gewohnt, dass das Urinieren nicht abrupt endet, sondern dass „nachgetröpfelt" wird. Darum wird diese Situation – auch wenn es länger dauert als früher – sehr oft noch immer als „normal" empfunden.

▸▸ **Seite 101,** Praxisbeispiel „Fritz"

Starke Beckenbodensenkung und umgeknickte Harnröhre (Cystocele)

Bei Frauen kann es durch eine starke Beckenbodensenkung nicht nur zum Vorfall der Scheide, sondern auch zu einer massiven Lageveränderung der Harnröhre kommen. Sobald die Harnröhre abknickt, kann sich die Blase nicht mehr komplett entleeren. Es kommt zu Restharn in der Blase und dadurch zu allen Voraussetzungen für das Entstehen einer Überlaufinkontinenz.

▶▶ **Seite 105,** Praxisbeispiel „Erna"

Hindernisse in der Blase

Durch Steine, Tumore, Narben oder angeborene Fehlbildungen – wie zum Beispiel eine Harnröhrenverengung – kann die Harnröhre verlegt oder abgedrückt werden. Eine Überlaufinkontinenz kann entstehen.

Verstopfung (Obstipation)

Wenn durch ständige Stuhlverstopfungen der Enddarm sehr stark mit Kot gefüllt ist, kann er sich überdehnen und ausweiten. Wenn sich diese Verstopfung über lange Zeiträume (also mehrere Jahre) hinzieht, ist der Enddarm dermaßen ausgeweitet (Megakolon), dass er Druck auf die Harnröhre ausübt. Dieses Abdrücken behindert die Blasenentleerung. Eine Überlaufinkontinenz kann entstehen.

▶▶ **Seite 107,** Praxisbeispiel „Friederike"

Überdehnter Blasenmuskel

In einem gesunden Körper geschieht bewusstes Ausurinieren durch das Zusammenziehen des Blasenmuskels und das gleichzeitige Öffnen der Schließmuskel. Nach langjähriger Erkrankung der Nerven im Blasenmuskel (die „Matrosen" aus dem Kapitel „Harndrang Ahoi!", Seite 36) sind diese so geschädigt, dass sie ihre Aufgabe nicht mehr wahrnehmen können. Der Entleerungsablauf ist gestört.

Diese in der Blasenmuskulatur stationierten Matrosen (Dehnungsrezeptoren) haben eine Hauptaufgabe: Sie erstatten die Meldung „Blase voll" an den Steuermann (Entleerungszentrum). Sind die Matrosen durch eine neurologische Erkrankung ge-

ERNA (50):
MEHR ALS NUR FIEBER

Erna hat sich daran gewöhnt, dass sie beim Laufen, Treppensteigen und besonders beim Heben schwerer Lasten Harn verliert. Doch seit kurzem passiert ihr das auch tagsüber ohne ersichtliche Anstrengung. Gleichzeit verliert sie bei Husten oder Heben nur mehr sehr wenig Harn. Erna hat noch nie mit jemand anderem über ihr Problem gesprochen – obwohl sie immer wieder in Frauenzeitschriften darüber liest, dass viele Frauen ähnliche Probleme haben. Dennoch schämt sie sich, über dieses Thema zu reden. Also beschließt sie, dass sie selbst damit fertig werden wird.

Erna besorgt sich Inkontinenzeinlagen im Drogeriemarkt und freut sich, wie gut diese das Problem eindämmen. Doch vor lauter Freude über die ausbleibende Peinlichkeit bemerkt sie gar nicht, dass sie kaum noch Harndrang verspürt und auch viel seltener auf die Toilette geht als früher. Es fällt ihr nur auf, dass ihr Urin intensiver riecht und eine dunklere Farbe hat.

An einem Freitag Nachmittag bekommt Erna plötzlich hohes Fieber und Schüttelfrost. Vom Bett aus bittet sie ihren Hausarzt um einen Hausbesuch. Dieser untersucht sie, hört ihre Lunge ab, schaut in Hals und Ohren und erkundigt sich nach Schmerzen. „Ich habe keine Schmerzen", meint Erna wahrheitsgemäß. Der Arzt verschreibt Erna ein fiebersenkendes Mittel, rät ihr, viel zu trinken und im Bett zu bleiben. „Rufen Sie mich am Montag an, vielleicht ist es nur eine starke Verkühlung." Nach Einnahme des Medikaments schläft sie tief und fest ein. Als sie mitten in der Nacht aufwacht, registriert Erna einen dumpfen Schmerz im Bauch. Ihr ist übel und sie hat Angst. Verzweifelt ruft Erna ihre Nachbarin. Diese misst trotz des eingenommenen fiebersenkenden Mittels 41° C Körpertemperatur. Die Nachbarin verständigt die Rettung.

Bei der Untersuchung im Krankenhaus wird 1 Liter Restharn in Ernas Blase und eine schwere Blasenentzündung festgestellt. „Ihre Blase ist extrem überdehnt", meint der untersuchende Arzt. Erna wird ein Dauerkatheter gesetzt. Nach einer antibiotischen Therapie und Abklingen der Infektion wird sie wieder nach Hause geschickt. Zu Hause erlernt sie von einer Kontinenzberaterin das Katheterisieren mit einem Einmalkatheter. Vom Krankenhaus erhält Erna auch eine Überweisung auf eine urogynäkologische Ambulanz. Dort wird nach genauer Untersuchung eine umgeknickte Harnröhre aufgrund einer starken Senkung des Beckenbodens festgestellt. Die Experten raten Erna zu einer Band-Operation. Sie willigt ein. Im Zuge der Operation wird die Harnröhre wieder in die richtige Lage gebracht. Schon nach kurzer Zeit ist Erna wieder beschwerdefrei. ■

schwächt, fehlt ihnen die Kraft für diese Meldung. Der Steuermann bleibt ahnungslos und kann daher auch keine Meldung an den Kapitän (Gehirn) weitergeben. Und ohne Befehl des Kapitäns entleert sich die Blase nicht. Eine Überlaufinkontinenz entsteht.

Dies kann bei einer langjährigen, schlecht eingestellten Zuckerkrankheit (Diabetes mellitus), einer Alzheimer`schen Erkrankung, nach einem Schlaganfall und anderen neurologischen Erkrankungen oder bei einer Multiplen Sklerose geschehen.

▶▶ **Seite 109**, Praxisbeispiel „Annemarie"

KONSERVATIVE THERAPIEMÖGLICHKEITEN

Als erste Maßnahme wird bei jeder Überlaufinkontinenz – unabhängig davon, ob es sich um ein Abflusshindernis oder eine Nervenstörung im Blasenmuskel handelt – die Blase nach Anordnung eines Arztes mit einem Katheter entleert.

Die weiteren Therapiemaßnahmen richten sich nach der Art der Störung.

Nicht-operative Therapiemaßnahmen

Nicht-operative Therapiemaßnahmen spielen bei der Überlaufinkontinenz eine eher untergeordnete Rolle. Lediglich verschiedene Formen von Kathetern sind eine sinnvolle und wirksame Maßnahme.

Katheter

Ein **Dauerkatheter** kann einige Wochen in der Harnröhre verbleiben und wird mit einem Harnbeutel verbunden. Der Beutel fängt den abfließenden Harn auf und kann über ein Auslassventil entleert werden.

Ein **Einmalkatheter** kann – wie der Name schon sagt – nur einmal verwendet werden. Er ist mit einem Gefäß verbunden, das den abfließenden Harn auffängt. Das Katheterisieren muss mehrmals täglich durchgeführt werden, um die Harnblase regelmäßig zu entleeren.

Ein **Bauchkatheter** wird direkt durch den Bauch in die Harnblase geführt und mit einem Harnbeutel oder einem Auslassventil verbunden.

FRIEDERIKE (75):
PRÜGEL FÜR DIE SANITÄTER

Friederikes Leben ist nicht arm an Herausforderungen. Das Zusammenleben mit ihrer behinderten Schwester sorgt täglich für Situationen, die die 75-Jährige an die Grenzen ihrer Kräfte bringen. Doch mit einer ganz anderen Belastung hat Friederike schon lange zu leben gelernt: Sie leidet, seit sie als junge Sekretärin ganztägig hinter einem Schreibtisch saß – also seit mehr als 55 Jahren – an Stuhlverstopfung.

Ihr einziges Rezept dagegen war die Einnahme von Abführmitteln an den Wochenenden. Dadurch konnte sie zumindest Samstag und Sonntag auf die Toilette gehen. An den Werktagen war daran nicht zu denken. Die Angst, den Arbeitsplatz zu verlieren, war zu groß. Erst seit der Pensionierung kann sie sich rund um die Uhr mit Abführmitteln helfen.

An körperliche Fehlfunktionen gewöhnt, verliert sie auch nicht die Nerven, als sie beginnt, tröpfchenweise Harn zu verlieren. Sie behilft sich – wie viele Inkontinenz-Betroffene – mit Slipeinlagen aus dem Supermarkt. Doch diese reichen bald nicht mehr aus. Sie greift notgedrungen zu immer größeren Einlagen – oft trägt sie auch drei oder mehr Einlagen übereinander, wenn sie einkaufen geht. Absolute Sicherheit gibt es dennoch keine mehr. Trotz aller Vorsichtsmaßnahmen verrutschen manchmal die Einlagen beim Gehen und die Nässe dringt für alle sichtbar in die Kleidung.

Friederike ersteht eine Gummischutzhose in einem Sanitätshaus. „Für meine Mutter", erklärt sie der Verkäuferin. Ab sofort trägt sie die Gummihose, mehrere Einlagen und einen Mantel. Sie ignoriert, dass ihre Haut im Genitalbereich extrem gereizt und stellenweise mit Wunden übersät ist. Um auf Nummer sicher zu gehen, schränkt sie auch den Trinkkonsum ein – obwohl sie ohnehin nie mehr als einen halben Liter Flüssigkeit pro Tag zu sich nahm. Sie muss sicherstellen, dass sie „funktioniert" – schon alleine ihrer Schwester zuliebe.

Es ist ein heißer Sommertag, als Friederike beim Einkaufen zusammenbricht. Ein zufällig anwesender Arzt verständigt sofort die Rettung. Als Friederike zu sich kommt und das Innere des Rettungswagens sieht, erschrickt sie fürchterlich. Niemand soll ihre Gummihose, die Einlagen und ihre Wunden zu Gesicht bekommen. Voller Verzweiflung schlägt sie auf die Sanitäter ein, als diese sie im Krankenhaus von der Trage heben wollen. Zum Glück ist eine Krankenschwester im Zimmer, die die Situation sofort durchschaut. ▸▸

▶▶ Sie schickt die Sanitäter hinaus. „Wir machen das ohne Männer", lächelt sie Friederike zu, zieht ihr vorerst nur die Schuhe und den Mantel aus und deckt sie mit einer Decke zu. „Ich komme gleich wieder, bitte haben Sie keine Angst. Was auch immer Sie für ein Problem haben, ich helfe Ihnen." Friederike ist von der einfühlsamen Art der Krankenschwester tief bewegt. Als diese zurückkommt, sich an Friederikes Bett setzt und ihre Hände drückt, schießen Friederike die Tränen in die Augen. „Weinen Sie nur", meint die Schwester. „Das erleichtert." Nach einiger Zeit bietet die Schwester an, Friederike beim Ausziehen zu helfen. Das Vertrauen ist jetzt so gewachsen, dass diese es zulässt. Als die Schwester die Gummihose auszieht und die vielen Wunden sieht, meint sie: „Das wird alles wieder gut." Und zum ersten Mal glaubt Friederike selbst daran.

Die folgende Untersuchung zeigt, dass Friederikes Enddarm mit vielen großen Stuhlbrocken verlegt ist. Im Ultraschall ist ersichtlich, dass sie bis zur Harnröhre reichen und diese abdrücken. „Das ist der Grund für Ihre Inkontinenz", meinte der untersuchende Arzt. Und wirklich: Nachdem der Darm komplett entleert ist, kann Friederike auch wieder normal Harn lassen. Auch die Wunden heilen nach professioneller Versorgung rasch wieder ab.

Friederike wird entlassen und an eine Kontinenzberatung überwiesen. Dort tritt sie mit neuem Mut auf und erzählt zum ersten Mal aus freien Stücken einer Fremden von ihrem Problem. Gemeinsam mit der Expertin erarbeitet sie ein Entleerungskonzept und beginnt ein Stuhltraining nach einem vorgegebenen Plan. Bald schon kann Friederike ohne Abführmittel und ohne Angst normal auf die Toilette gehen. Ein 55-jähriges Martyrium ist zu Ende. ■

Welche Medikamente helfen?

In der Regel setzt die Therapie der Überlaufinkontinenz aufgrund von Abflusshindernissen bei der Beseitigung dieser Hindernisse an. Hier sind die Möglichkeiten an Medikamenten oft sehr begrenzt.

Lediglich bei Prostatavergrößerungen gibt es zwei Arten von Medikamenten, die vom Facharzt mit gutem Erfolg verordnet werden:

- Medikamente zur Entspannung der kleinen Muskelzellen in der Prostata

- Medikamente, die das Wachstum der Drüse verhindern bzw. sie wieder schrumpfen lassen

ANNEMARIE (30):
ERFOLGREICH ÜBER DEN SCHATTEN GESPRUNGEN

Trotz ihres geringen Alters hat Annemarie leider schon viel Erfahrung mit körperlichen Beeinträchtigungen. Sie leidet an Multipler Sklerose, verliert ständig unfreiwillig Harn und hat ca. alle 4 Wochen eine schmerzhafte Blasenentzündung. Der Harnverlust wird stärker und als einzige medizinische Gegenmaßnahme werden ihr von ihrem Arzt Antibiotika verordnet.

Da sich Annemaries Allgemeinzustand laufend verschlechtert, wird sie zu einem Urologen überwiesen. Dieser findet sehr rasch die Ursache für die immer wiederkehrende Blasenentzündung: „Sie haben Restharn in der Blase und müssen katheterisieren." Für Annemarie bricht eine Welt zusammen: „Niemals! Wenn man erst einmal katheterisieren muss, ist das das Ende."

Dem Arzt bleibt nichts anderes übrig, als diese strikte Weigerung zu akzeptieren. Aber immerhin kann er Annemarie dazu überreden, den Vortrag einer Selbsthilfegruppe zum Thema „Inkontinenz bei Multipler Sklerose" zu besuchen. „Hören Sie sich das in Ruhe an und entscheiden Sie dann, was Sie tun wollen."

Bei dem Vortrag hört Annemarie zum ersten Mal den Begriff „Überlaufinkontinenz" und auch ihr persönlicher wunder Punkt – das Katheterisieren – wird angesprochen: „Einmalkatheterisieren kommt der natürlichen Entleerung am nächsten", meint die Vortragende. „Und es schützt vor Nierenversagen." Annemarie schluckt. Aus lauter Sorge um ihre Würde und Lebensqualität hat sie sich gedanklich noch nie mit den gesundheitlichen Folgen ihrer Weigerung beschäftigt.

Aber es gibt auch gute Nachrichten: „Katheterisieren ist nicht nur einfach zu erlernen – wenn man es regelmäßig durchführt, kommt es auch zu keinem ungewollten Harnverlust mehr", macht die Vortragende allen Anwesenden Mut.

Interessiert vereinbart Annemarie einen Hausbesuch mit der Vortragenden, die als Kontinenzberaterin in ihrer Heimatstadt tätig ist. Zu ihrer eigenen Überraschung willigt Annemarie bei diesem Hausbesuch spontan ein, als die Kontinenzberaterin vorschlägt, sie zu katheterisieren. Als die Expertin mit den Vorbereitungen beginnt, wird Annemarie dann doch ziemlich nervös. Sie hat besonders große Angst vor Schmerzen. Doch da die Kontinenzberaterin einen sehr dünnen Katheter mit einer glatten Beschichtung verwendet, spürt sie so gut wie nichts. ▸▸

Überlaufinkontinenz

▶▶ Unter Anleitung lernt Annemarie das Selbstkatheterisieren unter Zuhilfenahme eines Spiegels sehr schnell. Sie ist sogar stolz darauf, wie schnell sie alles eigenständig bewältigt.

In den folgenden Tagen katheterisiert Annemarie sich selbst – je nachdem, wieviel Flüssigkeit sie zu sich nimmt, bis zu 8-mal täglich. Und die Kontinenzberaterin hat nicht zuviel versprochen: Der ungewollte Harnverlust tritt nicht mehr auf. Auch die ständigen Blasenentzündungen hören auf und ihr Allgemeinbefinden verbessert sich wesentlich.

Für ein gewisses Gefühl an Sicherheit verwendet Annemarie seitdem nur mehr Slipeinlagen. Und bei dem Arzt, der ihr den Besuch des Vortrags so hartnäckig nahe gelegt hat, bedankt sie sich persönlich. ■

OPERATIVE THERAPIEMÖGLICHKEITEN

Vergrößerte Prostata

Für die Entfernung der Prostata gibt es prinzipiell eine Vielzahl von Methoden. Um die optimale Vorgangsweise für jeden einzelnen Betroffenen zu finden, sind verschiedene Faktoren ausschlaggebend:

- Handelt es sich um eine gutartige Vergrößerung der Prostata oder um Prostatakrebs?

- Wie alt ist der Betroffene?

- In welchem Allgemeinzustand befindet sich der Betroffene?

- Welche andere Erkrankungen oder Operationen hat/hatte der Betroffene?

- Welche Medikamente müssen unbedingt eingenommen werden (z.B. blutverdünnende Mittel)?

...und noch viele weitere.

Ein persönliches Beratungsgespräch beim Facharzt, bei dem gemeinsam die am besten geeignete operative Therapie ausgewählt wird, ist daher unerlässlich.

Vorsicht: Neu entwickelte Methoden sind in den Medien präsent und werden häufig angepriesen. Doch

„neu" heißt in diesem Fall nicht immer „besser geeignet". Nicht jede Methode ist für jeden geeignet.

Einige Beispiele für operative Maßnahmen bei gutartiger Prostatavergrößerung:

Die TUMT-Methode (Transurethrale Mikrowellen-Thermotherapie)

Mittels Mikrowellenenergie wird das Prostatagewebe erwärmt und dabei auch zerstört.

Die Mikrowellen-Antenne befindet sich in einem speziellen Behandlungskatheter, der durch einen kleinen Ballon am Blasenhals festgehalten wird.

Diese Behandlung wird ambulant durchgeführt. Im Anschluss an die Operation trägt man für einige Tage ein Dauerkatheter.

Die TUNA-Methode (Transurethrale Nadelablation)

Über feine Nadeln, die über die Harnröhre im Gewebe platziert werden, erhitzen Radiofrequenzwellen das Prostatagewebe. Dadurch wird überschüssiges Gewebe zum Absterben gebracht.

Auch diese Methode wird ambulant und ohne Narkose durchgeführt. Da sich unmittelbar nach dem Eingriff die Beschwerden verstärken können, ist es erforderlich, auch hier in den ersten Tagen nach der Operation einen Katheter in die Harnröhre zu legen.

Die Laser-Methode

Teile des Prostatagewebes werden mit Hilfe eines Lasers entfernt. Der Laser und eine Miniaturkamera werden endoskopisch durch die Harnröhre eingeführt und der Eingriff über die Kamera gesteuert.

Aufgrund ihrer Präzision und der geringen Belastung für den Körper ist diese Methode eine sehr gute Alternative für Hochrisikopatienten.

Die TUR-P-Methode (Transurethrale Prostataresektion)

Im Zuge einer Blasenspiegelung durch die Harnröhre wird mit einer

Elektroschlinge ein Teil der Prostata entfernt. Auch diese Methode ist für den Betroffenen wenig belastend, da der Eingriff nicht nur in Vollnarkose, sondern wahlweise auch nach Kreuzstich (Spinalanästhesie) erfolgen kann. Dabei wird in das Rückenmark ein Narkosemittel gespritzt. Der Patient bleibt ansprechbar und das Herz wird nicht übermäßig belastet.

Nachteil bei dieser Methode: Das Prostatagewebe kann nachwachsen und nach einiger Zeit erneut eine Harnröhrenverengung verursachen.

▶▶ Seite 113, Praxisbeispiel „Herbert"

Unterbauchschnitt
(Transvesikale Adenomektomie)

Diese operative Therapie wird angewandt, wenn die Prostata extrem vergrößert ist. Wenn eine bösartige Veränderung der Prostata festgestellt wurde, gibt es verschiedene Operationsmethoden:

- Entfernung der Prostata mittels Unterbauchschnitt (retropubische radikale Prostatektomie)

- Entfernung der Prostata mittels eines Schnitts am Damm zwischen After und Hoden (radikale perineale Prostatektomie)

- Minimal-invasive laparoskopische Entfernung der Prostata mittels eines optischen Instruments (mit geringstmöglicher Verletzung von Haut und Weichteilen)

Blasensteine

Blasensteine werden – sofern sie nicht zu groß oder hart sind – mittels einer Blasenspiegelung über die Harnröhre entfernt. Dabei werden sie mit einer über ein Zystoskop eingeführten Zange zerkleinert und anschließend ausgespült.

Blasentumore

Blasentumore können sich sowohl durch die Größe als auch durch ihre Beschaffenheit (gutartig/bösartig) unterscheiden. Dementsprechend unterschiedlich aufwändig bzw. belastend fallen auch die Operationen zu ihrer Entfernung aus.

HERBERT (79):
LEIDER KEIN LANGFRISTIGER ERFOLG

„Ich empfehle Ihnen eine Operation", meint der Urologe zu Herbert. Dem 79-Jährigen macht eine gutartig vergrößerte Prostata zu schaffen, die mittlerweile zu einer Überlaufinkontinenz geführt hat.

Die angeratene Operation ist für Herbert dennoch ein Schock. Denn der ungewollte Harnverlust ist nicht sein einziges Problem: Er laboriert an einem schweren Herzleiden, hat mit einem schwer einzustellenden Blutdruck zu kämpfen, leidet an Gefäßverschlüssen und an einigen anderen gesundheitlichen Beschwerden.

Das weiß auch Herberts Urologe: „Ihr Internist war anfangs von der Idee einer Operation nicht begeistert, aber ich habe eine Operationsmethode vorgeschlagen, bei der kein Bauchschnitt notwendig ist."

Herberts Urologe spricht von der TUR-P-Methode, bei der eine Schlinge über die Harnröhre eingeführt wird, die einen Teil der Prostata entfernt. In Anbetracht von Herberts gesundheitlicher Verfassung ist das die einzige Möglichkeit, wie der Prostatavergrößerung derzeit beizukommen ist. Die Möglichkeit, dass das entfernte Gewebe bei dieser Operationsmethode nachwächst, erwähnt der Urologe zwar, aber Herbert nimmt das – so wie viele Patienten – nur am Rande zur Kenntnis.

Unglücklicherweise tritt genau dies bei Herbert ein. Acht Jahre nach der Operation ist Herberts Prostata wieder auf die alte Größe gewachsen und drückt erneut auf die Harnröhre. Da sich sein gesundheitlicher Zustand erneut verschlechtert hat, verordnet der Urologe dieses Mal einen Dauerkatheter. Auch so ist die Überlaufinkontinenz in den Griff zu bekommen.

Einige Jahre später: Herbert feiert entgegen ärztlichen Voraussagen glücklich seinen 90. Geburtstag und kennt nur ein Thema. Er präsentiert allen anwesenden Gratulanten seinen Dauerkatheter und meint: „Wenn ich nicht vor zehn Jahren einem Pfuscher in die Hände gefallen wäre, würde es mir heute noch besser gehen".

Herbert hat es seinem Urologen nicht verziehen, dass die Operation das Problem nicht auf Dauer beseitigt hat – obwohl das Prostatagewebe bei dieser Methode nachwachsen kann und der Arzt damals auch auf dieses Risiko hingewiesen hat. ■

Harnröhrenverengung

Mittels einer Blasenspiegelung (Zystoskopie) betrachtet der Arzt Harnröhre und Blase von innen, erkennt krankhafte Verengungen und kann diese gleich behandeln:

*Harnröhrendehnung
mittels weicher Katheter:*

Die Harnröhre wird mittels sogenannter Bougies – das sind weiche Katheter ohne Hohlrohr – aufgedehnt. Begonnen wird mit der Einführung eines dünnen Katheters, danach wird der Durchmesser erhöht.

*Harnröhrendehnung
mittels Gitterröhrchen:*

Ein kurzes Gitterröhrchen („Stent") wird in die Harnröhre eingeführt und auf Höhe der Prostata entfaltet. Dadurch wird die Harnröhre in diesem Bereich wieder offen gehalten. Der Stent muss allerdings in regelmäßigen Abständen gewechselt werden. Das Verfahren wird hauptsächlich bei Patienten angewandt, die nicht operationstauglich bzw. narkosetauglich sind.

Reflexinkontinenz

Reflexinkontinenz ist eine eher selten auftretende Inkontinenzform, da sie nur nach einer Erkrankung des Gehirns oder Verletzung bzw. Erkrankung des Rückenmarks auftritt. Kommt es zum Beispiel aufgrund eines Unfalls zu einer Querschnittslähmung oder sind durch eine neurologische Erkrankung die Nervenbahnen geschädigt, kann es zu einer Reizunterbrechung zwischen Gehirn (Kapitän) und Rückenmark (Steuermann) kommen.

Durch diese unterbrochene Kommunikationskette kann keine geordnete, vom Gehirn gesteuerte Entleerung der Blase erfolgen. Das harmonische Zusammenspiel zwischen Blase und Schließmuskel ist ohne das koordinierende Gehirn (Kapitän) nicht möglich.

Zwischen der Blase (Matrosen) und dem Miktionszentrum im Rückenmark (Steuermann) entsteht ein sogenannter „Reflexbogen". Daher hat die Reflexinkontinenz ihren Namen.

Bei der Reflexinkontinenz unterscheidet man zwei Arten:

- Durch Rückenmarksschädigung entstanden (spinal)

- Durch Hirnleistungsstörung (Alzheimer, Demenzen, Parkinson, Schlaganfall usw.) entstanden (supraspinal)

Beide Arten führen zu unwillkürlichem Harnabgang in wechselnden Intervallen und in unterschiedlichen Mengen.

Häufig verspüren die Betroffenen keinen Harndrang und die Blase ist sehr stark gefüllt, bevor der Reflex eine Blasenentleerung auslöst.

Durch diese Kombination entsteht sehr hoher Druck im Inneren der Blase. Ähnlich wie bei der Überlaufinkontinenz können dadurch die Nieren im Laufe der Zeit ernsthaft geschädigt werden.

Reflexinkontinenz

NICHT-OPERATIVE THERAPIEMÖGLICHKEITEN

Bei der Therapie der Reflexinkontinenz stehen der Schutz der Nieren und die Aufrechterhaltung ihrer Funktion im Vordergrund. Funktionsfähige Nieren sind Grundvoraussetzung für Therapie und Gesundung. Sämtliche Maßnahmen dienen also der Verhinderung von zu viel Druck in der Blase.

Katheter

Damit die Blase vollständig entleert wird, ist 4- bis 6-mal täglich eine Entleerung mit Einmal-Kathetern notwendig. Dies kann der/die Betroffene selbst durchführen oder von einer anderen Person (Angehörige oder Pflegeperson) durchführen lassen.

OPERATIVE THERAPIEMÖGLICHKEITEN

Wenn nicht-operative Maßnahmen keine Verbesserung bringen, kann ein Elektrotherapieverfahren angedacht werden, das bei der Harninkontinenz erfolgreich eingesetzt wird. Elektrische Impulse regen dabei jene Nerven an, die zum Beckenboden und zur Schließmuskulatur von After und Harnblase führen, und verbessern so die Kontrollfähigkeit. Ähnlich wie bei einem Herzschrittmacher werden die Stromimpulse von einem Generator abgegeben, der unter die Haut eingepflanzt wird. Die Elektroden werden dabei in die Öffnungen der Kreuzbeinwirbel gelegt und reizen dort die Nerven, die das Rückenmark verlassen.

Dieses Verfahren ist bei Patienten anwendbar, deren Nerven im kleinen Becken noch intakt sind und bei denen der Schließmuskel des Afters keine Schäden aufweist. Auch bei Rückenmarksverletzten oder querschnittsgelähmten Patienten kann man auf Elektrotherapie zurückgreifen.

Entscheidet sich der/die Patient/in für diese Therapie, wird zunächst geprüft, welcher Nerv die effizienteste Kontraktion der Muskulatur auslöst. Dann wird im Zuge einer längeren Testphase die Funktion des Nervenschrittmachers getestet und der Verbesserungsgrad der Inkontinenz festgestellt. Erst dann werden der Impulsgenerator und die Elektroden operativ implantiert und können danach vom Patienten „von außen" gesteuert werden.

ELISABETH (46):
BÖSES ERWACHEN NACH DEM FRÜHJAHRSPUTZ

Elisabeth liegt im Krankenbett eines Rehabilitationszentrums und ist verzweifelt. „Womit habe ich es nur verdient, dass es mir jetzt so schlecht geht", fragt sie sich in Gedanken und wischt sich die Tränen aus dem Augenwinkel. Eigentlich sollte sie jetzt in Griechenland sein, um dort mit ihrem Mann den vor einem halben Jahr gebuchten Urlaub zu verbringen, auf den sie sich so gefreut hatte. Noch vor vier Monaten war sie eine lebenslustige, kerngesunde Frau. Nun ist sie von der Hüfte abwärts gelähmt.

Rückblick: Es ist März und Elisabeth nimmt sich wie jedes Jahr zwei Urlaubstage um ihre Wohnung gründlich zu putzen. Dieser Frühjahrsputz ist eine Tradition, die sie von ihrer Mutter übernommen hat. Wie jedes Jahr beginnt Elisabeth mit dem Abnehmen der Vorhänge. Da sie in einer schönen Altbauwohnung mit großen Fenstern wohnen, muss sie dazu auf eine relativ hohe Leiter steigen. Dabei passiert es: Beim Hinuntersteigen verfängt sich ihr linker Fuß im Stoff und sie verliert das Gleichgewicht. Beim Aufprall spürt sie einen heftigen Schmerz im Rücken und verliert fast augenblicklich das Bewusstsein.

Als Elisabeth wieder zu sich kommt, kann sie sich nicht erinnern, was passiert ist. Erschrocken registriert sie, dass ihre Hand voller Blut ist. Sie will sich aufsetzen, doch ihr Körper gehorcht ihr nicht. Und auch der Kopf fühlt sich seltsam dumpf an. Da sie sich nicht bewegen kann, liegt sie viele Stunden hilflos auf dem Boden, bis sie endlich den Schlüssel in der Tür hört. Ihr Mann kommt nach Hause.

Er hüllt seine zitternde Frau in eine Decke. Die Rettung wird verständigt. Im Krankenhaus stellt der Arzt eine Wirbelverletzung im Lendenwirbelbereich und eine starke, aber nur oberflächliche Kopfwunde fest. Die Kopfwunde wird rasch versorgt. Die Schädigung der Wirbel jedoch ist nicht wieder rückgängig zu machen. Diagnose: Querschnittslähmung!

Elisabeth wird direkt vom Krankenhaus in das Rehabilitationszentrum überstellt. Sie ist schockiert und gebrochen von der Diagnose, schlecht gelaunt und gereizt. Ihr Mann besucht sie jeden Tag nach der Arbeit und bleibt bis spät abends. Durch die zunehmenden Depressionen fällt es Elisabeth sehr schwer, an den Therapien teilzunehmen. Sie hat gelernt, sich mit dem Rollstuhl selbstständig zu bewegen, aber für mehr fehlt ihr die Kraft und der Wille. Sie verweigert auch jegliche psychologische Hilfe. Ihr Mann nimmt sich Urlaub und lernt im Rehabilitationszentrum alles Wichtige, um Elisabeth selbst pflegen zu können. ▸▸

Reflexinkontinenz

▶▶ Er lernt, wie er seine Frau katheterisiert und wie er ihre Stuhlentleerung vornimmt, aber auch Dinge, von denen er nie gedacht hätte, dass er dazu eine Einschulung brauchen würde: Zum Beispiel, wie er seine Frau am besten vom Bett in den Rollstuhl oder ins Auto hebt oder sie an- und auszieht. Er nimmt auch bauliche Veränderungen an Badezimmer, Toilette und Küche vor. Alles ist bereit für Elisabeths Entlassung – nur Elisabeth nicht. Sie hat sich in all der Zeit nicht konstruktiv mit ihrer neuen Situation beschäftigen können. Das Paar fährt schweigend nach Hause. Von nun an ist in ihrem Tagesablauf und zwischen ihnen beiden alles anders. Ihr Mann wäscht sie, katheterisiert sie, zieht sie an, setzt sie in den Rollstuhl und bereitet das gemeinsame Frühstück vor. „Heute um 12 Uhr kommt eine Inkontinenzschwester, um dich auszukathetern", sagt er. „Dein Mittagessen ist in der Mikrowelle. Ich bin um 15:30 Uhr wieder da." Elisabeth ist zum ersten Mal nach dem Unfall alleine und auf sich gestellt.

Die Inkontinenzschwester findet Elisabeth wie ein Häufchen Elend im Rollstuhl vor. Für die erfahrene Pflegefachkraft ist das keine neue Situation. Einfühlsam zeigt sie Elisabeth Perspektiven auf. „Ich kann Ihnen zeigen, wie Sie sich selbst katheterisieren können. Dann sind Sie nicht immer auf fremde Hilfe angewiesen und können Ihren Mann ein wenig unterstützen. Sie werden sehen, dass bald alles Ungewohnte den Schrecken verliert. Wenn Sie wieder selbstständiger sind, können Sie auch wieder das Haus verlassen und eine Runde im Park drehen." Doch für Elisabeth ist das alles ein schwacher Trost. „Wie soll ich mich denn selbst katheterisieren, ich bin doch gelähmt." – „Aber nur ab der Hüfte. Ihre Hände funktionieren ja. Ich zeige Ihnen, wie das geht."

Die Schwester lagert Elisabeth halb sitzend auf Polster und holt aus dem Badezimmer einen Handspiegel. Sie spreizt Elisabeths Beine und platziert den Spiegel so zwischen die Oberschenkel, dass Elisabeth gut sieht, was vor sich geht. „Das ist Ihre Harnröhrenöffnung. Da muss der Katheter hinein, damit sich Ihre Blase entleert." Die Schwester desinfiziert die Harnröhrenöffnung, nimmt Elisabeths Hand, klemmt den Katheter zwischen ihre Finger und führt ihn in die Harnröhre. Augenblicklich beginnt Harn in den angeschlossenen Beutel zu fließen. Elisabeth schaut interessiert zu. Das alles hat sie noch nie zuvor so beobachtet. Sie erkennt, dass sie das wirklich ohne fremde Hilfe schaffen kann. „Wir werden jeden Tag üben", meint die Schwester. „Und dann überraschen Sie Ihren Mann."

Nach zwei Wochen beherrscht Elisabeth das Katheterisieren. Nach sechs Wochen kann sie sich ohne fremde Hilfe vom Rollstuhl zum Bett und umgekehrt bewegen. Als sie ihrem Mann das erste Mal zeigt, was sie gelernt hat, freut er sich wahnsinnig: „Zusammen schaffen wir alles. Ich bin sehr stolz auf dich!" Und auch Elisabeth empfindet zum ersten Mal seit dem verhängnisvollen Frühjahrsputz wieder Freude, Stolz und Hoffnung. ■

Extraurethrale Inkontinenz

Diese Inkontinenzform wird von Betroffenen als besonders unangenehm empfunden, da der Harnabgang aus Öffnungen erfolgt, die den Harntrakt des Menschen umgehen. Der ungewollte Harnverlust erfolgt also nicht – wie von der Natur vorgesehen – über Niere, Harnleiter, Harnblase und Harnröhre, sondern über „Umleitungen" durch den Körper.

Hinter dieser Inkontinenzform stehen zwei Arten möglicher Ursachen. Extraurethrale Inkontinenz ist...

- angeboren (angeborene Fehlanlage/Missbildung) oder

- erworben (nach Unfall oder Erkrankung)

Unfälle mit Pfählungsverletzungen im Bauch- und Genitalbereich können den Abriss der Harnröhre oder eines Harnleiters verursachen. Und auch Blasenverletzungen können dazu führen, dass der Harn seinen natürlichen Weg verlässt und in den Körper fließt – was im Extremfall zu lebensgefährlichen Situationen führen kann.

Erkrankungen – wie Fisteln (krankhafte röhrenförmige Verbindung zwischen zwei Organen oder Organen und der Körperoberfläche) – können nach Operationen oder durch Entzündungen entstehen. Auch eingebrochene Tumore, die von einem Organ auf das andere übergreifen, können zu dieser Inkontinenzform führen.

THERAPIE

Bei der Behandlung einer extraurethralen Inkontinenz führt in den meisten Fällen kein Weg an einem chirurgischen Eingriff vorbei. Bis zur operativen Korrektur ist eine Versorgung mit aufsaugenden Hilfsmitteln zu empfehlen.

MARIANNE (8):
DER DOPPELTE HARNLEITER

Es kommt nicht oft vor, dass in der Kontinenzberatungsstelle die Situation einer Volksschülerin besprochen wird. Die Mutter der achtjährigen Marianne ist voller Sorge. Seit geraumer Zeit bemerkt sie, dass sich in der Unterhose ihrer Tochter immer ein bisschen Harn befindet und Marianne ständig im Genitalbereich gerötet ist. Bis zum vereinbarten Termin auf der kinderurologischen Ambulanz sind es aber noch zwei Wochen, und das Problem wird täglich intensiver. Nun ist sie auf Empfehlung einer Freundin hierher gekommen und hofft auf Rat.

Die Beraterin versorgt Mariannes Mutter mit verschiedenen Mustern von Inkontinenzhilfsmitteln und Proben von Spezialsalben, die den Genitalbereich schützen, und sie erklärt ihr, wie Intimpflege richtig durchgeführt werden sollte. Während die Mutter informiert wird, sitzt Marianne daneben und malt begeistert Malvorlagen aus, die sie von der Beraterin bekommen hat. Nach zwei Stunden bedankt sich die Mutter, verabschiedet sich und kommt nicht wieder. Nach einigen Monaten legt die Beraterin die Karteiblätter der Familie zu den Akten.

Zehn Jahre später wird die Beraterin in einem Einkaufszentrum von einer hübschen jungen Frau angesprochen: „Erinnern Sie sich noch an mich?" Die Beraterin muss verneinen. Die junge Frau gibt sich als Marianne zu erkennen. „Ich war als kleines Mädchen mit meiner Mutter bei Ihnen in der Beratungsstelle. Und Sie haben mir damals so schöne Malvorlagen gegeben." Da fällt es der Beraterin ein, und sie fragt interessiert nach, was die Untersuchung in der kinderurologischen Ambulanz ergeben hat. Marianne erzählt, dass festgestellt wurde, dass sie seit ihrer Geburt an einer extraurethralen Inkontinenz litt.

Durch eine Missbildung der rechten Niere ging ein zweiter Harnleiter ab, der allerdings nicht in die Harnblase, sondern im Scheidenbereich mündete. Als sie noch kleiner war, dürfte dieser noch nicht funktioniert haben, aber durch das starke Wachstum im Volksschulalter wurde der Harnleiter aktiv und der Harnverlust begann. Nach der Diagnosestellung wurde dieser überflüssige Harnleiter operativ entfernt und seither geht es Marianne wieder gut. ■

Kindliches Bettnässen

Bettnässen ist das häufigste urologische Symptom im Kindesalter. Normalerweise werden Kinder im Alter von 2–3 Jahren trocken. Durchschnittlich bei jedem vierten Vierjährigen gibt es nachts noch ein böses Erwachen. Unter kindlichem Bettnässen versteht man das unwillkürliche nächtliche Einnässen bei normaler Blasenfunktion nach dem 6. Lebensjahr in mindestens 2 Nächten pro Monat.

Kinder, die nach dem 5. Lebensjahr unter unfreiwilligem nächtlichem Harnverlust leiden, sind grundsätzlich kein Grund zur Sorge. Hier spricht man von „normalem kindlichem Bettnässen".

Vor diesem Alter sollten Eltern niemals einen falschen Ehrgeiz entwickeln und Kinder unter Druck setzen. Es ist sicher nicht leicht, ein fünfjähriges Kind zu haben, das regelmäßig einnässt. Aber nicht jeder Mensch ist gleich und entwickelt sich im gleichen Tempo.

Das Gehirn benötigt in manchen Fällen längere Zeit, um die komplexen Ausscheidungsprozesse zu koordinieren. Das hat nichts mit mangelnder Intelligenz oder mangelnder Disziplin der Kinder zu tun. Eltern sollten diese Hintergründe verstehen, um richtig und einfühlsam darauf reagieren zu können. Auch für die Kinder selbst ist es ein verstörender Vorgang, wenn sie nicht „funktionieren" – umso mehr, wenn sie möglicherweise noch für etwas bestraft werden, dass sie nicht bewusst verhindern können.

Kindliches Bettnässen von Geburt an (Primäre Enuresis nocturna)

Für die Regulierung der Harnausscheidung ist ein in der Hirnanhangsdrüse (Hypophyse) gebildetes Hormon – das Vasopressin (AVP) oder antidiuretische Hormon (ADH) – verantwortlich. Dieses Hormon bewirkt, dass die Nieren in der Nacht den Harn konzentrieren und daher nicht so viel Harn produzieren wie am Tag. Aus diesem Grund ist der Morgen-

AKTAN (9): FAMILIÄRE VORREITERROLLE

Eine fünfköpfige türkische Familie sucht in einer Kontinenzberatungsstelle Hilfe. Verzweifelt erzählt die Mutter, dass sie mit dem Wäschewaschen nicht mehr nachkommt, weil der neunjährige Aktan seit seiner Geburt jede Nacht ins Bett macht. Sie macht sich große Sorgen, weil in einem halben Jahr eine Schullandwoche geplant ist und ihr Sohn mit seinem Problem wohl kaum daran teilnehmen kann.

Die Beraterin vereinbart im Einverständnis mit der Familie einen Termin in einer Spitalsambulanz für Bettnässer, um die Ursache abzuklären, versorgt die Familie mit Hilfsmitteln und weist sie an, bis zum Termin in der Ambulanz Ausscheidungsprotokolle für Aktan zu führen. Dazu dient eine spezielle Schutzhose, die in der Nacht getragen und am Morgen abgewogen wird. So lässt sich die Menge des abgegebenen Harns exakt ermitteln. Überschwänglich verabschiedet sich die Familie. Die Beraterin hört einige Wochen nichts von ihnen, bis es unerwartet an der Tür klopft. Davor steht Erkan, der ältere Bruder von Aktan. Die Beraterin freut sich, von ihnen zu hören, bittet ihn herein und erkundigt sich gleich nach Aktan. „Das hat sich doch schon längst erledigt", meint der 19-Jährige. „Ich wollte Sie alleine sprechen, denn ich habe das gleiche Problem. Können Sie mir auch helfen?" Die Beraterin versorgt auch den jungen Mann mit Inkontinenzhilfsmitteln und Protokollen und vereinbart in seiner Anwesenheit einen persönlichen Termin mit der Leiterin der Bettnässer-Ambulanz.

Erkan meldet sich fast jede Woche telefonisch bei der Beraterin und fragt nach, ob er auch alles richtig macht. Dadurch ist die Beraterin hautnah dabei, als Erkan nach fünf Wochen Einnahme von Hormontabletten stolz vermeldet, dass er „trocken" sei.

Ein paar Wochen später steht plötzlich der Vater von Aktan und Erkan in der Beratungsstelle und ist sichtlich verlegen: „Einen schönen Gruß von meiner Frau. Sie hat gemeint, ich soll zu Ihnen kommen. Ich habe das gleiche Problem wie meine Söhne. Ich brauche aber keine Schutzhosen oder Protokolle. Die hat meine Frau schon besorgt. Und die Protokolle haben wir von Erkan kopiert. Können Sie auch für mich einen Termin vereinbaren?"

Ein paar Wochen später ist es die Mutter, die strahlend in der Türe steht – in der Hand ein Riesentablett mit herrlich duftenden Baklava: „Ich danke Ihnen." ∎

harn meist viel dunkler als der Harn, der tagsüber ausgeschieden wird. Studien beweisen, dass bei Bettnässern dieser Rhythmus ausbleibt und auch nachts große Harnmengen produziert werden. Diese Mengen überschreiten das Fassungsvermögen der Harnblase und es kommt zum unfreiwilligen Einnässen.

Bettnässer verfügen zumeist über ein normales Schlafmuster und über eine normale Blasenkapazität. Lediglich der nächtliche „Produktionsrückgang" ist gestört. Kindliches Bettnässen von Geburt an betrifft mehr Knaben als Mädchen. Die Veranlagung kann auch vererbt werden.

Bis vor kurzem war die Wissenschaft überzeugt, dass Bettnässen ausschließlich psychische oder soziale Hintergründe hat. Heute weiß man, dass ca. 8 von 10 bettnässenden Kindern an einer Hormonstörung leiden.

Neueste Forschungsergebnisse zeigen, dass die psychischen Probleme von betroffenen Kindern vielmehr eine Folge denn eine Ursache von Bettnässen sind. Man stelle sich vor, unter welchem psychischen Druck Kinder stehen, die ins Bett machen.

Bettnässende Kinder sind nicht nur zu Hause mit wenig begeisterten Eltern konfrontiert – sie können auch kaum bei Freunden übernachten oder an Schulschikursen und Landschulwochen teilnehmen.

Keine leichte Bürde für Kinder

War es früher schon nicht leicht, das soziale Leben als Bettnässer zu meistern, kommt mittlerweile eine weitere Komponente hinzu: Bettnässende Schulkinder leben heute mit dem Risiko, von „Freunden" entlarvt oder verraten zu werden. Auch wenn es unglaublich erscheint: Es gibt Fälle, in denen dem betroffenen Kind Geld oder andere Zuwendung abgepresst wurden, damit das Geheimnis nicht verraten wird (was endgültig zum Außenseitertum in der Klassengemeinschaft führen würde).

Auch unter diesem Gesichtspunkt sind Eltern gut beraten, rund um das Thema Bettnässen mit dem eigenen Kind ein solides Vertrauensverhältnis ohne Vorwürfe und laute Worte zu entwickeln. Eltern sind wegen Scham und Angst vor Spott oft die einzigen Ansprechpartner für das Kind.

Kindliches Bettnässen nach langer trockener Phase (Sekundäre Enuresis nocturna)

Einigen Untersuchungen zufolge hat diese Form häufig psychische oder soziale Ursachen. Oft genügt schon die Geburt eines Geschwisterchens, eine Trennung der Eltern oder andere belastende Umstände, um diese Form des kindlichen Bettnässens auszulösen.

Erwachsene Bettnässer

Nicht nur Kinder verlieren nachts unfreiwillig Urin. 1–2 % der jungen Erwachsenen leiden noch immer unter kindlichem Bettnässen – einige wenige davon sogar lebenslang.

Der Leidensdruck der Betroffenen ist meist groß. Das Bettnässen an sich bzw. das notgedrungene Tragen einer Windel ist eine immense Belastung für die Psyche, die Partnerschaft und die Sexualität.

Grundsätzlich sollten erwachsene Bettnässer immer die Gründe von einem Urologen abklären lassen. Dabei wird der Arzt auch mögliche organische Störungen (z.B. eine verengte Harnröhre) in Augenschein nehmen und prüfen, ob möglicherweise eine Dranginkontinenz vorliegt. Häufig liegen der Erkrankung mehrere Probleme gleichzeitig zugrunde und daher lässt sich leider oft auch keine exakte Ursache feststellen.

Auch psychosomatische Faktoren können eine Rolle spielen. Immer, wenn sich keine exakt feststellbaren Gründe finden, lohnt sich ein Blick auf Lebensumstände und seelisches Befinden der Betroffenen.

Manche Menschen haben eine überaktive Blase. Den Betroffenen ist das oft gar nicht bewusst. Denn tagsüber wacht der Verstand über den Toilettengang, im Schlaf ist er nicht ausreichend präsent. Bei anderen liegt es an einem nicht ausreichend entwickelten Blasenfassungsvermögen.

Und manchmal ist die Erklärung noch einfacher: Manche Betroffene bewahren sich ihren kindlich festen Schlaf und erwachen nicht rechtzeitig durch den Harndrang.

THERAPIEMASSNAHMEN

Entleerungsprotokolle

Diese sind das erste und einfachste Mittel, um die genaue Zahl der trockenen und nassen Nächte, besondere Umstände, die zum Einnässen führen, ein- oder mehrmaliges Einnässen, starken Harndrang etc. zu dokumentieren. Im Protokoll sollten Häufigkeit, Menge, Uhrzeit und Trinkmenge exakt eingetragen werden. Es dient dem behandelnden Arzt als wichtige Orientierung.

Verhaltenstherapie

Ein Entleerungstraining ist sehr aufwändig und verlangt von den Angehörigen und Betroffenen viel Kraft und Ausdauer. Nicht immer ist ein Medikament sofort wirksam, sondern funktioniert erst in Kombination mit einem spezifischen Zeitplan zur Einnahme. Für diese Fälle wird von Bettnässer-Ambulanzen auch ein Ausscheidungs-Plan ausgegeben, der z.B. vorschreibt, Kinder vor Mitternacht auf die Toilette zu setzen. Nach einer gewissen Zeit – sobald das Medikament greift – sind diese Rituale nicht mehr notwendig.

Bei der sogenannten „apparativen Verhaltenstherapie" wird ein Feuchtigkeitssensor an der Unterwäsche befestigt (alternativ Klingelmatratze), der beim Beginn des Einnässens einen Weckalarm auslöst. Das Ziel dabei ist, durch Konditionierung zu erreichen, dass mit Fortdauer der Therapie bereits die Blasendehnung allein das Erwachen auslöst. Zwar gibt es keine Studie über die Wirkung von Klingelmatratzen bei Erwachsenen, aber ein Versuch kann nicht schaden. Als Alternative kann auch ein normaler Wecker gestellt werden, der nachts zur Entleerung der Blase mahnt.

Medikamente

Nach fachärztlicher Verordnung kommen drei Arten von Medikamenten zum Einsatz:

- Medikamente zu Dämpfung der Urinproduktion

- Medikamente zur Steigerung der Blasenkapazität

- Medikamente zur Beeinflussung der Tag/Nacht-Ausscheidungsmenge

▸ STUHLINKONTINENZ: FORMEN UND THERAPIEN

Welche Ursachen und Störungen liegen vor?
Stuhlinkontinenz (Fäkale Inkontinenz)
Darmbedingte Störungen
Neuromuskuläre Störungen
Medikamentöse und hormonelle Ursachen
Missbildungen
Allergien
Schädigungen des Schließmuskels
Psychische Faktoren
Konservative und operative Therapiemaßnahmen

Welche Ursachen und Störungen liegen vor?

Bei der Stuhlinkontinenz gibt es im Unterschied zur Harninkontinenz keine verschiedenen Verlaufsformen, sondern Ursachen und daraus resultierende Störungen, die jeweils völlig unterschiedliche Therapieansätze erfordern. Um Betroffenen, Angehörigen und Pflegefachkräften Orientierung und eine „Abkürzung" zu ermöglichen, kann man mittels folgender Tabelle und den beobachteten Symptomen direkt zur Beschreibung der jeweils vorliegenden Darmstörung springen.

Art der Störung bzw. Ursache	Klinisches Bild	Veränderte Funktion	Seite
• Darmbedingt	• Verstopfung • Verstopfungsbedingte Überlaufinkontinenz • Darminfektionen • Reizdarm • Verdauungsstörung (Malabsorption) • Entzündliche Veränderungen	**Durchfall/Verstopfung**	133
• Neurologisch bedingt	• Multiple Sklerose • Querschnittslähmung • Langjährige Zuckerkrankheit • Demenz • Alzheimer	**Durchfall/Verstopfung**	144
• Tumorbedingt	• Gut- oder bösartige Tumore im Enddarm	**Durchfall/Verstopfung**	147
• Medikamentös	• Abführmittel • Antibiotika • Schilddrüsenhormone	**Durchfall/Verstopfung**	149
• Hormonell	• Diabetes • Schilddrüsenüber- oder -unterfunktion	**Durchfall/Verstopfung**	150

Art der Störung bzw. Ursache	Klinisches Bild	Veränderte Funktion	Seite
• Angeboren	• Missbildungen • Meningocele	Durchfall/Verstopfung	151
• Allergie	• Unverträglichkeiten	Durchfall	153
• Schädigung des Schließmuskels	• **Grad 1 –** **Leichte Inkontinenz:** Unkontrollierter Abgang von Winden bei Husten, Lachen usw. sowie die Unfähigkeit, zwischen dem Abgang von Winden und dünnem Stuhl zu unterscheiden • **Grad 2 –** **Mittlere Inkontinenz:** Unfähigkeit, bei Stuhldrang den Abgang von Winden zu unterdrücken. • **Grad 3 –** **Schwere Inkontinenz:** Unfähigkeit, festen Stuhl zu halten	Durchfall	155
• Psychisch	• Verstopfung, Durchfall	Durchfall/Verstopfung	157

Grundlegendes zur Stuhlinkontinenz

Geht unkontrollierter Harnverlust für die meisten Menschen schon weit über die Grenzen des Erträglichen hinaus, so stellt der Verlust von Kot für viele eine noch problematischere Dimension der Tabuverletzung dar. Sowohl für die Betroffenen als auch für Angehörige, die mit dieser Störung konfrontiert sind, ändert sich von einem Tag auf den anderen alles.

Da es sich hier um ein Thema handelt, bei dem es normalerweise große Überwindung braucht, um es mit einem Arzt oder Familienangehörigen zu besprechen, will dieses Buch Hilfestellung geben, um das vorliegende Problem zunächst selbst zu verstehen und einordnen zu können.

WISSENSWERTES ZUM STUHL

Ein grundlegendes Verständnis für Stuhlinkontinenz und die Kenntnis einiger medizinischer Begriffe macht es auch leichter, sich einem Arzt oder einer Pflegefachkraft anzuvertrauen. Ähnlich wie bei der Harninkontinenz erspart man sich auch hier viel unnötiges Leid, wenn man unverzüglich und selbstbewusst professionelle Hilfe sucht und in Anspruch nimmt.

Dafür ist es erforderlich, sich mit der anatomisch gesunden Funktionsweise des eigenen Verdauungstraktes auseinanderzusetzen. Was passiert im Darm? Warum hat Stuhl so einen starken Geruch? Welche Mengen werden üblicherweise ausgeschieden? Was ist normal und was nicht?

Geruch

Der unangenehme Geruch des Stuhls entsteht durch Gärungs- und Fäulnisprodukte, die bei den bakteriellen Zersetzungsvorgängen im Dickdarm entstehen.

Menge

Die Normwerte für tägliche Stuhlmengen (100–500 g täglich) sind sehr individuell und hängen stark von der jeweiligen Ernährung ab. Bei Ernährung mit Vollkornprodukten kann die Ausscheidungsmenge bis zu 1 000 g (1 Kilo) betragen. Hingegen sind in Fastenperioden oder bei ballaststoffarmer Ernährung sehr geringe Stuhlmengen (weniger als 100 g pro Tag) üblich.

Beträgt die Stuhlmenge bei normaler Ernährung weniger als 100 g, deutet dies auf eine Verstopfung hin. Werden bei ballaststoffarmer Ernährung hingegen regelmäßig sehr große Stuhlmengen ausgeschieden, kann das ein Zeichen sein, dass die Nahrungsaufnahme im Darm gestört ist.

Farbe

Stuhl hat normalerweise einen bräunlichen Farbton, der durch die Umwandlung des Gallenfarbstoffs entsteht. Ernährung, Arzneimittel und Krankheiten können diesen Farbton verändern. Diese Farbveränderungen sind eine wichtige Information für Ärzte, um auf mögliche Ursachen rückschließen oder bestimmte Ursachen ausschließen zu können.

Farbveränderung
durch Nahrungsmittel:

- braunschwarz (größere Mengen Fleisch, Blaubeeren)
- grünbraun (Rotwein)
- rotbraun (grünes Gemüse, Salat, Spinat)
- rötlich (rote Rüben)

Die Bezeichnung „Stuhl" (kurz für „Stuhlgang") entstammt der Zeit, als Menschen den sogenannten „Leibstuhl" – einen Stuhl mit Öffnung in der Sitzfläche und darunter hängendem Topf oder Eimer – benutzten. Seit dem 16. Jahrhundert bezeichnet daher der Begriff Stuhlgang das menschliche Koten.

*Farbveränderung
durch Arzneimittel:*

- schwarz (Kohle- und Eisenpräparate)
- weiß (Röntgenkontrastmittel)

*Farbveränderung
durch Krankheit:*

- rotbraun (Blutungen im unteren Dickdarm)
- hellrot (Blutungen im Enddarm, Hämorrhoiden)

Sobald sich bei unveränderten Lebensbedingungen oder Essgewohnheiten die Darmausscheidungen plötzlich verändern, ist Vorsicht und Beobachtung angebracht. Es könnte ein Zeichen für eine beginnende Erkrankung sein.

Darmbedingte Störungen

Chronische Stuhlverstopfung ist die am häufigsten auftretende Störung des Darmtraktes. Auch wenn sie in milder Form oft als „normale" Alltagserscheinung belächelt wird, kann Verstopfung die Lebensqualität nachhaltig beeinflussen.

Bei Betroffenen ist eine tägliche Stuhlentleerung kein Thema. Sie haben oft vier oder mehr Tage keinen Stuhl und leiden unter Übelkeit, Bauchschmerzen, Völlegefühl, Blähungen und Krämpfen. Dennoch ist der Leidensdruck offensichtlich noch nicht groß genug, um sich einzugestehen, dass man es hier mit einer ernstzunehmenden Erkrankung zu tun hat.

Oft beruhigen sich die Betroffenen mit Ausreden („Ich hab eben nicht viel gegessen"), doch ausbleibender Stuhlgang kann zu großen Problemen führen.

Denn eine Tatsache ist kaum jemandem bewusst: Stuhl wird auch dann produziert, wenn wenig oder nichts gegessen wird. Regelmäßige Verstopfung sollte also in jedem Fall abgeklärt und behandelt werden.

Der Dickdarm

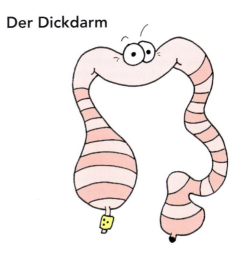

Um die Hintergründe einer Verstopfung verstehen zu können, sehen wir uns kurz Aufbau und Funktion des Dickdarms an. Dieser letzte Abschnitt des Verdauungstraktes besteht aus vier Teilen:

- Aufsteigender Ast
- Querliegender Ast
- Absteigender Ast
- Enddarm

Alles, was in den Dickdarm gelangt, ist bereits verdaut. Am Ende des Verdauungstraktes geht es nur mehr darum, den flüssigen Stuhlbrei aus dem Dünndarm vor der Ausscheidung „einzudicken".

Die flüssigen Bestandteile des Darminhaltes werden wieder entzogen und dem Körper zugeführt, damit es zu einer weichen und geformten Ausscheidung kommen kann.

Der Enddarm dient als „Lager" für den eingedickten Stuhl. Dort lagert er, bis die Matrosen (Dehnungsrezeptoren) in der Darmwand dem Steuermann (Rückenmark) und Kapitän (Gehirn) das Bedürfnis zur Entleerung melden. Diese kann von den meisten Menschen bewusst über den Schließmuskel gesteuert werden.

VORAUSSETZUNGEN FÜR GESUNDEN STUHL

Damit Stuhl in dieser Form ausgeschieden werden kann, sind einige Faktoren von wesentlicher Bedeutung:

Trinkmenge

Wird zuwenig Flüssigkeit aufgenommen, hat der Stuhlbrei bereits im Dünndarm keine flüssige, sondern eine breiige Konsistenz. Der Dickdarm ist davon freilich wenig beeindruckt. In seiner Funktion als „Entwässerungsmaschine" entzieht er wie gewohnt dem Stuhlbrei die verbliebene Flüssigkeit. Die Folge: Im Enddarm kommt der Stuhl in geringerem Volumen bzw. härter und „kugelig" an.

Genuss von ballaststoffreicher Kost (unverdauliche Stoffe)

Würde man sich ausschließlich von Fleisch, Kartoffeln und Kuchen ernähren, wäre eine Verstopfung vorprogrammiert. Der Dickdarm benötigt Ballaststoffe, um zu funktionieren. Diese unverdaulichen Ballaststoffe bleiben bis zuletzt im Stuhl und geben ihm Struktur. Der Stuhlbrei bleibt trotz Flüssigkeitsentzug im Dickdarm weich und hat ein größeres Volumen. Der Darminhalt wird zudem durch das „Nachrücken" der unverdaulichen Materie aus dem Dünndarm besser weitertransportiert.

Körperliche Bewegung

Körperliche Betätigung beschleunigt den Weitertransport von Darminhalt. Dies fällt uns oft erst auf, wenn diese Bewegung ausbleibt. So neigen Menschen auf Reisen oder bei vermehrter Arbeit und Stress zu Verstopfungen. Der folgerichtige Umkehrschluss: Wer sich mehr bewegt, unterstützt den Darm besser. Dazu muss niemand Hochleistungssport betreiben – schon ein kurzer täglicher Spaziergang (oder auf dem Heimweg eine Haltestelle früher aussteigen) sind für den Darm eine Wohltat.

Geringer Toilettenstress

Sehr viele Menschen nehmen sich nicht mehr die Zeit, um regelmäßig und mit der nötigen Ruhe auf die Toilette zu gehen.

Der Stuhldrang wird oft ignoriert oder „aufgeschoben", weil man gerade zu beschäftigt ist, in eine Sitzung muss oder ein anderer Termin einzuhalten ist. Schafft man es dann untertags auf die Toilette, wird das „Geschäft" so schnell wie möglich erledigt. Man will weder auffallen, weil man dem Arbeitsplatz zu lange fernbleibt, noch dafür, dass man zu strengen Geruch produziert.

Diese Mischung aus Hinauszögern und schneller Erledigung führt dazu, dass sich die eigenen Körperempfindungen verändern. Der Drang, auf die Toilette zu gehen, wird verdrängt und die Darmentleerung selbst wird zu passendem Zeitpunkt ohne akuten Drang „erledigt".

FATALE TABUISIERUNG

Stuhlgang ist nur für frischgebackene Mütter und Väter ein unbelastetes Gesprächsthema. Sobald die Windelphase vorbei ist und der Nachwuchs alleine auf die Toilette geht, verschwindet die Stuhlentleerung aus den Gesprächen, wird fortan erfolgreich tabuisiert oder wird nur mehr mit Vorwürfen und tadelnd thematisiert.

Während Kleinkinder noch für den Gang auf die Toilette oder auf den Topf gelobt werden, werden die Klogewohnheiten von Kindern spätestens im Vorschulalter zum ärgerlichen Zeitfresser.

Sätze wie „Wie lange brauchst du noch?", „Beeil dich, alle warten auf dich!" oder „Puh, da stinkts!", sind in den meisten Haushalten an der Tagesordnung. Und es sich auf der Toilette mit einer Zeitschrift gemütlich zu machen gilt selbst unter vielen Erwachsenen als zweifelhaft. Der Klogang als lustvolles Ereignis hat heutzutage einen schweren Stand. Der Stuhlgang muss schnell, sauber, geruchsfrei und effizient erfolgen. Auch wenn man sich selten bewusst Gedanken darüber macht, stellt er für viele doch eine lästige Unterbrechung des Alltags dar.

Die Folge: Mittlerweile leiden bereits viele Kinder unter massiver Verstopfung. Weil sie keine Lust haben, das Spielen zu unterbrechen, unterdrücken sie gezielt den Stuhldrang. Und das funktioniert auch.

Wie Erwachsene können sie so den Drang „übertauchen". Er wird weniger und verschwindet. Dass der Stuhl, der dadurch länger als üblich im Enddarm lagert, immer härter wird und die letztendliche Stuhlentleerung dann nur mehr unter Schmerzen möglich ist, tut dem keinen Abbruch.

Durch das Totschweigen des Themas im Familienkreis bildet sich jedoch auch kein Bewusstsein dafür, dass diese Praxis zu chronischer Verstopfung und massiven Problemen führen kann. Dabei wäre es – genau genommen – die Pflicht der Eltern, ihre Kinder vor derartigen Gesundheitsrisiken zu warnen bzw. ein gesundes Verhältnis zum eigenen Stoffwechsel vorzuleben.

Die Frage „Warst Du heute schon…?" an Schulkinder ist mittlerweile vielleicht ungewöhnlich. Aber sie wäre ein wichtiges Signal, um darauf hinzuweisen, dass auch dieser Aspekt des Menschseins ein wesentlicher Beitrag zu Gesundheit und Lebensqualität ist.

Dies gilt übrigens auch für Büros und Arbeitsplätze. Unternehmen, in denen MitarbeiterInnen Angst davor haben müssen, dass ihnen ein zu langer Gang auf die Toilette übel genommen wird, tun der Gesundheit ihrer Belegschaft nichts Gutes.

Erst wenn das Bewusstsein für einen stressfreien Umgang mit diesem Thema (wieder) vorhanden ist, wird auch die Zahl der an Verstopfung Leidenden wieder zurückgehen.

SUSANNE (46):
DER AKRIBISCH GETIMTE WOCHENENDSTUHLGANG

Susanne kann sich kaum mehr daran erinnern, wie es ist, ohne Verstopfung zu leben. Seit mehr als 20 Jahren leidet sie darunter und hat sich mittlerweile auch ihrem Schicksal ergeben.

Rückblende: Schon als junge Frau ist es normal für Susanne, dass sie nur alle vier oder fünf Tage ein „großes Geschäft" verrichten kann. Meist ist der Stuhlgang eine schmerzhafte und langwierige Angelegenheit. Oft muss sie mit aller Kraft den verhärteten Stuhl herauspressen. Kein Wunder, dass sie nach Jahrzehnten dieses Martyriums ihr Problem lieber verdrängt. Susanne erklärt sich all das mit einer vererbten Veranlagung. Auch ihre Mutter leidet unter Verstopfung.

Eines Tages entdeckt Susanne hellrotes Blut im Stuhl. Erschrocken sucht sie das Gespräch mit ihrer Mutter. „Das kenne ich", meint diese. „Aber seit ich Abführmedikamente einnehme, hat sich das wieder erledigt." Und schon öffnet sie einen Schrank und holt ein schier unglaubliches Sortiment an Medikamenten heraus. „Nimm das", meint sie und drückt Susanne eine Tablettenschachtel in die Hand. „Ich muss oft mehrere Tabletten auf einmal nehmen, damit es wirkt. Aber achte darauf, dass Du bei Einnahme eine Toilette in Reichweite hast."

Besonders der letzte Ratschlag erweist sich als wichtig. Denn die großen Mengen Stuhl, die noch dazu sehr weich und geruchsintensiv sind, kann Susanne im Büro nicht „loswerden", ohne auf der Toilette notgedrungen aufzufallen. Doch Susanne hat eine Idee: Wenn sie durch die Tabletten die Möglichkeit hat, ihre Stuhlentleerung zu „timen", dann verlegt sie dies einfach aufs Wochenende. Dass sie oft bis zu 5 Tage keinen Stuhl hatte, ist ja ohnehin normal für sie.

Gesagt, getan: Susannes neuer „Stuhlstundenplan" sieht folgendermaßen aus: Montag, Dienstag, Mittwoch und Donnerstag kein Stuhl, Freitag mittags wird das Abführmittel eingenommen und am Wochenende wird der Darm entleert. Susanne ist zufrieden. Dieses Muster funktioniert so gut, dass sie es mehr als 20 Jahre lang praktiziert.

Zurück in die Gegenwart: Die mittlerweile 46-jährige Susanne muss sich einer Operation unterziehen. Die Frage der Krankenschwester, ob sie denn heute schon Stuhl gehabt hätte, ist ihr unangenehm. Aber anstatt zu lügen, erzählt sie der Schwester von ihrem Martyrium. Vielleicht ist es ja von Bedeutung für die Operation. ▸▸

▶▶ Die Krankenschwester hört nicht zum ersten Mal von diesem Problem. Sie vereinbart in Absprache mit dem Stationsarzt einen Gesprächstermin bei der Inkontinenzschwester des Krankenhauses. Nach erfolgreicher Operation erfährt Susanne dort, wie es überhaupt zu einer Verstopfung kommen kann. Danach werden Ausscheidungs-, Ernährungs- und Lebensgewohnheiten besprochen, um mögliche Ursachen herauszufinden. Mit einem gemeinsam erstellten Stuhl- und Ernährungstrainingsplan geht Susanne nach Hause.

Bereits nach zwei Wochen bemerkt Susanne die ersten Veränderungen. Durch Stuhltraining kann sie ihre Entleerung rasch zwei- oder dreimal täglich erledigen. Nach zwei Monaten erlebt sie zum ersten Mal seit mehr als 20 Jahren den „täglichen Stuhlgang zu Hause" – und das ohne Medikamente. Mit einem Mal erscheint ihr der von ihr bewusst gesteuerte Rhythmus, den sie so unglaublich lange Zeit praktiziert hat, ziemlich absurd. Und wer weiß, wie es geendet hätte, wenn sie auf die Frage der Schwester aus Angst oder Scham einfach mit einer Notlüge reagiert hätte. ■

VERSTOPFUNGSBEDINGTE ÜBERLAUFINKONTINENZ

Diese Form der Stuhlinkontinenz betrifft in erster Linie Menschen, die über einen sehr großen Zeitraum hinweg an Verstopfung leiden. Die im Enddarm gelagerten harten Stuhlbrocken dehnen mit der Zeit den Darm aus. Die Folge: Der Enddarm wird immer größer (Megacolon) und der Stuhldrang wird weniger intensiv wahrgenommen. Die Betroffenen können nur unter enormer Anstrengung (mit Bauchpresse) und sehr oft auch nur unter Schmerzen Stuhl absetzen. Je länger dieser Zustand andauert, desto weniger entleert sich der Enddarm. Die nicht aus dem Körper entfernten harten Brocken werden zu „Stuhl- oder Kotsteinen", die von Betroffenen natürlich nicht bewusst wahrgenommen werden können.

In dieser Situation holen sich die meisten Betroffenen leider keine professionelle Hilfe, sondern nehmen auf eigene Faust Abführmittel ein. Durch diese Medikamente entsteht ein sehr weicher, wässriger Stuhl (Schmierstuhl), der an den festen Stuhlteilen vorbeifließt und der oft nicht mehr zurückgehalten werden kann. Nach der eigentlichen Ausscheidung kommt es bei vielen noch lange Zeit zu einem unwillkürlichen Verlust von Stuhl – und das in Mengen, die nichts mit dem berühmten „Beistrich in der Hose" zu tun haben, der von einer schlechten Säuberung herrührt. Pflegepersonen bzw. pflegenden Angehörigen von liegenden Personen ist dieses Phänomen meistens bekannt: Wenn der/die Betroffene im Rahmen der Intimpflege von einer Seite zur anderen gedreht wird, fließt aus dem After ein wenig Stuhl. Dies ist ein untrügliches Zeichen für Stuhl oder Stuhlbrocken im Enddarm.

DARMINFEKTIONEN

Betroffene leiden hauptsächlich unter Durchfall – oft ist diese Form jedoch auch von Erbrechen, Übelkeit, Schwindel, Kopfschmerzen, Bauchschmerzen, Bauchkrämpfen, lauten Darmgeräuschen, Fieber, Schüttelfrost und grippeähnlichen Beschwerden begleitet. Die durch verschiedene Viren und Bakterien, verunreinigtes Trinkwasser oder Nahrungsmittel verursachte Erkrankung ist zumeist nach wenigen Tagen überstanden.

REIZDARM

Die Ursachen eines Reizdarms sind noch nicht lückenlos von der Wissenschaft abgeklärt. Sowohl eine erhöhte Empfindlichkeit im Bereich des Darms als auch eine Infektionserkrankung im Magen-Darm-Bereich können dieses für die Betroffenen höchst unangenehme Krankheitsbild auslösen. Aber auch psychischer Stress, Depressionen oder unaufgearbeitete traumatische Erlebnisse (z.B. häusliche Gewalt, Missbrauchserlebnisse in der Kindheit) sind bei Reizdarm-Patienten häufiger zu finden und könnten eine wesentliche Rolle als Auslöser spielen.

Beim Reizdarm unterscheidet man zwei Krankheitsbilder: Bei der „durchfallbetonten Form" tritt mehr als dreimal pro Tag sehr weicher oder flüssiger Stuhlgang auf. Bei der „verstopfungsbetonten Form" leiden Betroffene weniger als drei Mal in der Woche unter sehr hartem Stuhlgang mit mühsamen und schmerzhaften Entleerungen.

▶▶ **Seite 141,** Praxisbeispiel „Regina"

VERDAUUNGSSTÖRUNG (MALABSORPTIONSSYNDROM)

Hierbei handelt es sich um eine Störung der Nahrungsaufnahme im Darm, die dazu führt, dass die Nahrungsinhalte nicht richtig verdaut werden können.

Es kommt zu einer Mangelernährung, da dem Körper durch den starken Durchfall viel Wasser und Nährstoffe entzogen werden. Mögliche Folgen: Austrocknung, Kreislaufprobleme, Vitamin- und Mineralstoffmangel, Blutarmut und Veränderungen der Haut und Schleimhaut.

Neben all diesen gefährlichen und unangenehmen Begleiterscheinungen leiden Betroffene unter sehr großen schaumigen, lehmfarbenen Stuhlmengen mit penetrantem Geruch, Blähungen und ungewollter Gewichtsabnahme.

ENTZÜNDLICHE VERÄNDERUNGEN

Hämorrhoiden sind nichts anderes als erweiterte Venen im Übergangsbereich vom Enddarm zum After. Gerade in diesem Bereich finden sich sehr viele Blutgefäße, die die Muskulatur bei der Ausscheidung unterstützen. Hämorrhoiden entstehen durch chronische Verstopfung und die damit einhergehende Anstrengung.

Ein Anzeichen für Hämorrhoiden ist hellrotes Blut am Stuhl – aber auch Juckreiz und Nässe im Afterbereich können ein Hinweis sein. Die Behandlung ist abhängig vom Stadium der Erkrankung. Auch hier gilt: Erst wenn alle nicht-operativen Möglichkeiten keine Besserung bringen, sollte ein operativer Eingriff in Erwägung gezogen werden.

Analfisteln sind Gangbildungen im Afterbereich, die durch Entzündungen (wie z.B. Abszesse) entstehen. Die Analfisteln ziehen innen vom After zur äußeren Haut. Sie sollten in jedem Fall behandelt und operativ entfernt werden.

Colitis ulcerosa ist eine Entzündung des Dickdarms. Die Darmschleimhaut rötet sich und schwillt an. Dabei entstehen kleine offene Geschwüre, es kommt zu Bauchschmerzen, häufigem Durchfall sowie Blut und

REGINA (36):
GEHEILTES HERZ, GEHEILTER DARM

Regina kann sich auch nicht erklären, was momentan mit ihrem Darm los ist. Seit einigen Tagen reagiert er sensibler als sonst. Mehrmals täglich bekommt sie leichte Bauchschmerzen und muss zwei Minuten später die Toilette aufsuchen. Ihr Stuhl ist weich und es kommt ihr vor, als ob er immer flüssiger wird, und die Schmerzen werden immer heftiger.

Regina traut sich kaum mehr, die Wohnung zu verlassen. Auch der Hausarzt kann ihr nur bedingt helfen: Er verschreibt ihr ein Medikament, das den Stuhl zwar etwas fester macht, aber nichts an ihren Schmerzen ändert. Als sie erneut in die Praxis kommt und meint, dass die Therapie nicht wirklich anschlägt, hört sie, dass sie eine strenge Diät einhalten soll – und dass es überhaupt gut wäre, wenn sie abnehmen würde. Entmutigt und verletzt geht Regina nach Hause.

Zu Hause denkt sie über ihre Situation nach. Gerade jetzt, wo sie nach ihrer plötzlichen Scheidung und dem Tod ihrer Mutter das Leben endlich wieder in den Griff bekommt, hat sie auch noch gesundheitliche Probleme. Noch dazu hat sie gerade einen Teilzeitjob in einer Tierarztordination angenommen, der ihr wirklich Spaß macht und auch finanziell eine neue Perspektive bietet. Es wäre schrecklich, wenn sie diese Stelle nun wieder verlieren würde. Und mit Durchfallproblemen ist in einer Ordination ja nicht zu spaßen.

Verbissen hält Regina Diät – mit wenig Erfolg, selbst wenn sie nur gekochte Karotten isst. Und die Bauchschmerzen werden immer unerträglicher. Also nimmt sie zu jeder Mahlzeit nun auch Schmerzmedikamente.

Auch in der Arbeit fällt ihre Kraftlosigkeit auf. Der Tierarzt erkundigt sich in einer Pause, ob alles in Ordnung ist: „Ich bin extrem zufrieden mit Ihnen und es wäre schade, wenn Sie sich vielleicht mit dem Gedanken tragen, die Praxis wieder zu verlassen. Sie können immer offen mit mir sprechen, wenn Sie etwas bedrückt. Das wollte ich klar gesagt haben." Regina bricht in Tränen aus. Selten zuvor hat jemand so einfühlsam mit ihr gesprochen – geschweige denn ein Arbeitgeber.

Regina beginnt zu erzählen: Sie wächst als einziges Kind sehr strenger Eltern auf, die nicht viel Liebe und Zuneigung zeigen können. Ihr Vater schlägt sie bei jeder kleinsten Verfehlung. Die Mutter lässt ihn gewähren, weil sie selbst Angst vor seinem Jähzorn hat. Als Regina 8 Jahre alt ist, greift ihr ein Großonkel unter den Rock. ▸▸

Darmbedingte Störungen

▶▶ Sie spürt instinktiv, dass das etwas Verbotenes ist, traut sich aber nicht, sich jemandem anzuvertrauen – schon gar nicht ihren Eltern. Wenn der Großonkel zu Besuch kommt, versteckt sie sich. Doch nicht immer gelingt es ihr den Anzüglichkeiten zu entkommen.

Eines Tages geschieht etwas Schreckliches: Ihr Vater kommt nach der Arbeit nach Hause, schlägt ihr ins Gesicht und brüllt sie an, dass sie ein verdorbenes Kind sei und nicht mehr zu Hause bleiben könne. Regina wird von einem Tag auf den anderen in ein Internat geschickt, wo sie bis zu ihrem 14. Geburtstag bleibt. Sie kennt die Ursache nicht, aber im Internat geht es ihr gut. Und bei den wenigen Besuchen zu Hause fragt sie nicht nach.

Als sie eines Tages nach Hause kommt, geht es ihrem Vater sehr schlecht. Kurz darauf verstirbt er. Ihre Mutter wirft ihr vor, dass sich der Vater sehr über sie gekränkt hat und erzählt Unglaubliches: Der Großonkel wurde wegen sexueller Belästigung Minderjähriger einvernommen und zeigte sich wenig reuevoll – denn schließlich gebe es Mädchen, denen so etwas Spaß mache. Er nannte Regina als Beispiel. Regina versucht erst gar nicht, ihrer Mutter die Wahrheit zu sagen. Das Verhältnis ist unwiederbringlich zerrüttet.

Regina besteht die Matura. Die Reaktion ihrer Mutter: „Besser du heiratest jetzt. Du liegst mir schon zu lange auf der Tasche." Regina wundert sich kaum, dass ihre Mutter schon einen Mann ausgesucht hat. Ein deutlich älterer Bekannter der Familie, der über ein beträchtliches Vermögen verfügt und ihrer Mutter gegenüber schon angedeutet hat, dass er sich eine Hochzeit vorstellen kann.

Regina entscheidet sich für die Ehe, die im Großen und Ganzen so verläuft, wie sie es sich erwartet hat. Die Liebe stellt sich nicht ein, die Ehe bleibt kinderlos. Nach 15 Jahren will ihr Mann die Scheidung. Er hat sich in eine andere Frau verliebt. „Pack deine Sachen und zieh zu deiner Mutter", meint er. „Alles andere kannst du mit meinem Anwalt besprechen. Wegen dem Unterhalt brauchst du dir keine Sorgen machen. Du bekommst, was dir zusteht." Regina packt wortlos ihre Koffer und zieht mangels Alternativen zu ihrer Mutter. Die Vorwürfe beginnen wieder.

Da Regina gemäß dem Wunsch ihres Mannes in der Ehe nie berufstätig war, wird ihr beim Scheidungsverfahren ein monatliches Einkommen bis an ihr Lebensende und eine große Summe Bargeld zugesprochen. Dadurch kann sie es sich leisten, weiterhin zu Hause zu bleiben. Als ihre Mutter schwer erkrankt, übernimmt sie deren Pflege. Nach drei Jahren verstirbt ihre Mutter. Regina kauft sich eine Eigentumswohnung, legt den Rest des Geldes gut an, findet Arbeit in der Tierarztpraxis und fühlt sich zum allerersten Mal in ihrem Leben wirklich frei und sorglos – bis die Probleme mit ihrem Darm beginnen. ▶▶

▶▶ Der Tierarzt ist berührt von der leidvollen Geschichte und von Reginas Offenheit. Er möchte ihr helfen. Was Regina nicht weiß: Der Tierarzt hat sich in die zurückhaltende Frau verliebt. Er meint es ernst mit seinem Hilfsangebot.

Nach einem gemeinsamen Besuch in einer Kontinenzberatungsstelle, wo Regina mit Informationen und Hilfsmitteln versorgt wird, findet eine Untersuchung in einer Spezialambulanz statt, die jedoch kein klares Ergebnis bringt. Der Facharzt rät zu einer Psychotherapie. Doch bevor Regina einen Termin bekommt, verschwindet ihr Darmproblem gänzlich und unerwartet. Auch sie hat sich in den fürsorgenden Tierarzt verliebt. Das geheilte Herz hat auch den Darm gesunden lassen. ■

Schleim im Stuhl. Diese Entzündung kann sehr hartnäckig sein und die Betroffenen über einen längeren Zeitraum hinweg plagen. Die Behandlung wird von Ärzten nicht ohne Grund als „Erhaltungstherapie" bezeichnet. Die beschwerdefreien Zeitspannen halten bei vielen Betroffenen nur so lange an, wie Medikamente eingenommen werden.

Morbus Crohn verläuft meist in Schüben und kann den gesamten Magen-Darm-Trakt vom Mund bis zum After betreffen. Es kommt zu krampfartigen Bauchschmerzen – vor allem im rechten bis mittleren Unterbauch.

Der Stuhl ist sehr weich bis flüssig und breiig-schleimig-blutig. Zu den Symptomen zählen starke Müdigkeit, ein allgemeines Krankheitsgefühl (gelegentlich mit Auftreten von Fieber), oft auch mangelnder Appetit, Übelkeit und Gewichtsabnahme. Seit einigen Jahren stehen spezielle Antikörper-Medikamente zur Behandlung von Morbus Crohn zur Verfügung. Im Falle von Fisteln und Abszessen ist neben einer operativen Behandlung oft auch eine Therapie mit Antibiotika notwendig.

Divertikel sind kleine säckchenförmige Ausstülpungen im Darm, die keine Therapiemaßnahmen erfordern, solange sie den Betroffenen keine Probleme bereiten. Lediglich bei starken Schmerzen oder einer Blutung aus den Divertikeln ist eine Blutstillung endoskopisch möglich.

Neuromuskuläre Störungen

Bei neurologischen Erkrankungen – wie Multipler Sklerose, Querschnittslähmung, eine nach langjähriger Zuckerkrankheit entstehende Nervenschädigung (diabetische Neuropathie), MID (Multiinfarkt-Demenz), SDAT (Senile Demenz Alzheimer-Typ) ist sehr oft der Darm betroffen. In den meisten Fällen leiden die Betroffenen an Verstopfung oder verstopfungsbedingter Überlaufinkontinenz. Aber auch Durchfälle sind in einzelnen Fällen möglich.

Neurologische Erkrankungen, wie Multiple Sklerose oder Querschnittslähmung, sind immer mit körperlichen Beeinträchtigungen verbunden. Deshalb stellen Verstopfungen ein besonders großes und unangenehmes Problem für die Betroffenen dar.

Liegen dazu auch noch geistige Beeinträchtigungen wie z.B. bei einer Alzheimer-Erkrankung oder Demenz vor, wird Verstopfung zu einem noch problematischeren Thema.

In beiden Fällen ist eine umfassende Information und Aufklärung für die Betroffenen bzw. deren Angehörige von größter Wichtigkeit.

> **ERIKA (28):**
> **DER SUPER-GAU**
>
> Wenn man an Multipler Sklerose leidet und im Rollstuhl sitzt, ist chronische Verstopfung ganz besonders unangenehm. Das denkt sich Erika jedes Mal, wenn sie sich aus eigener Kraft vom Rollstuhl auf die Toilette hievt – eine enorm anstrengende Angelegenheit. Dennoch zieht sie die Abführmittel vor, die sie sich in der Apotheke besorgt hat. Da sie in einer Behindertenwohnung lebt, befinden sich Badezimmer und Toilette in einem Raum. Und da sie nach Einnahme der Abführmittel meistens viele Stunden auf der Toilette verbringt, lässt sie sich von einem guten Freund einen kleinen Fernseher ins Bad stellen. Das hilft gegen die Langeweile. Doch egal, wie lange Erika auch auf der Toilette sitzt – beim Aufstehen verliert sie weichen Stuhl. ▶▶

›› Es handelt sich nur um geringe Mengen, aber für Erika ist dieser weitere Kontrollverlust ein herber Schlag. Danach bleibt der Stuhl über Tage hinweg aus, was Erika fast erleichtert, denn der Transfer auf die Toilette kostet sie immens viel Kraft. Und die Aussicht auf den unfreiwilligen Stuhlverlust stellt ebenfalls eine große Belastung dar. Mit der Zeit beginnt Erika den Stuhldrang zu unterdrücken, wenn sie sich die notwendige Anstrengung nicht zutraut. Und siehe da: Es funktioniert. Der Drang wird schwächer und verschwindet.

Doch eines Tages folgt das böse Erwachen: Nach der Einnahme des Abführmittels kommt Erika nicht mehr rechtzeitig auf die Toilette. Im Rollstuhl sitzend registriert sie schockiert, wie sich der weiche Stuhl in der Kleidung, im Rollstuhl und am Boden ausbreitet. Als sie sich bewusst wird, dass sie mit dieser Situation nicht alleine zurechtkommt, schlägt ihre Verzweiflung in Panik um. Ihren Freund kann sie unmöglich um Hilfe bitten. Er soll sie so nicht sehen. Also bleibt sie einfach sitzen – im Wissen, dass am nächsten Tag die Pflegehelferin kommt. 14 Stunden verbringt sie in diesem Zustand.

Als die Pflegehelferin um 7:30 Uhr die Tür aufsperrt, bietet sich ihr ein Bild des Elends. „Mir ist etwas Schreckliches geschehen", schluchzt Erika und weint wieder los. Der Pflegehelferin sind Erikas Probleme in den vergangenen Wochen natürlich nicht entgangen. Sie haben besprochen, dass die Abführmittel keine Dauerlösung wären. Doch Erika hatte immer wieder darauf bestanden, ein Arztbesuch sei nicht nötig. Dass diese Angelegenheit nun so ausgeartet ist, trifft auch die Pflegerin. Doch in Anbetracht von Erikas verzweifelter Situation meint sie nur: „Das haben wir gleich."

Sie setzt Erika in die Badewanne, duscht sie und lässt dann frisches warmes Wasser ein, dem sie eine pH-neutrale Badelösung hinzufügt. „Jetzt bleiben Sie einmal ein bisschen im warmen Wasser sitzen, damit Sie sich erwärmen", meint die Pflegerin. Dann holt sie den Ersatzrollstuhl, bringt Erika ins Schlafzimmer und legt sie ins Bett. Sie bringt ihr das Frühstück, hilf ihr beim Essen und meint: „So – und jetzt ist ein für allemal Schluss. Ich hab genauso die Nase voll von Ihrer Verstopfung wie Sie selbst." Erika zuckt zusammen, weil diese scharfen Worte nach der fürsorglichen Pflege so unvermittelt kommen. Dann lachen beide los. Die klaren Worte haben der Situation die Schärfe genommen und Erika in Sekundenbruchteilen die Gewissheit vermittelt, dass die Pflegehelferin auf ihrer Seite steht. Jetzt kommt es Erika selbst absurd vor, dass sie es so kategorisch abgelehnt hat, Hilfe anzunehmen.

Die Ärztin lässt sich von der Pflegerin die Geschichte erzählen und schickt eine Inkontinenzschwester vorbei. Erika und die zwei Fachkräfte erarbeiten gemeinsam einen Plan für die Stuhlentleerung. ››

Neuromuskuläre Störungen

▶▶ Den ersten Vorschlag der Inkontinenzschwester – jeden Montag, Mittwoch und Donnerstag früh einen Stuhlgang anzupeilen – nimmt Erika ungläubig zur Kenntnis. „Da kennen Sie meinen Darm aber schlecht. Der macht, was er will", meint sie. Die Inkontinenzschwester kontert: „Aber Ihr Darm kennt mein Stuhltraining noch nicht." Alle lachen.

Nun empfindet Erika die Situation nicht mehr als unangenehm. Die Inkontinenzschwester erklärt die Funktion des Darms und die Bedeutung von Ballaststoffen, Trinkmengen, Ernährung und der genauen Einhaltung von Entleerungszeiten. Anschließend bespricht sie mit der Hausärztin die optimale Vorgangsweise. Sie bittet um Verschreibung von Stuhlweichmachern, Stuhlzäpfchen und um eine Durchführungsanordnung und verspricht, die Ärztin über Erfolg oder Misserfolg zu informieren.

Mit der Umsetzung wird sogleich begonnen. Am Abend vor der geplanten Entleerung nimmt Erika den Stuhlweichmacher mit viel Flüssigkeit ein. Am Morgen verabreicht ihr die Pflegehelferin noch im Bett zwei Stuhlzäpfchen. Nach ungefähr 10 bis 15 Minuten sucht Erika die Toilette auf. Beim ersten Mal ist der Erfolg überschaubar, doch schon ab dem dritten Mal funktioniert es sehr gut. Erika freut sich über die Unterstützung der Pflegehelferin. Bald verliert sie auch zwischen den „stuhlfreien Tagen" keinen Stuhl mehr.

Beim Abschlussgespräch mit der Hausärztin, der Inkontinenzschwester und Erikas Pflegehelferin wird fast nur über Urlaubserlebnisse, Hunde, Enkelkinder und andere private Dinge gesprochen. Die Stuhlentleerung ist – im wahrsten Sinn des Wortes – kein Thema mehr. ■

Tumoröse Störungen im Enddarm

Tumore sind – egal, ob gutartig oder bösartig – Beschwerden, auf die reagiert werden muss. Aufgrund der Gewebsausdehnung können, speziell im Verdauungstrakt, auch gutartige Tumore ernsthafte Konsequenzen nach sich ziehen.

Folgende Warnzeichen sollten auf alle Fälle ernst genommen und ärztlich abgeklärt werden:

- Wechsel von Durchfall und Verstopfung, Abgang von bleistiftdünnem Stuhl, häufiger Stuhldrang

- Abgang von Stuhl, Blut oder Schleim beim vermeintlichen Absetzen von Blähungen

- Leistungsabfall, Müdigkeit, Gewichtsabnahme

- Länger anhaltende Bauchschmerzen

EDUARD (62): VERSCHLUSSSACHE ANALTAMPON

Eduard ist ganz schön genervt von seinem Darmtrakt. Ein paar Tage Durchfall, dann wieder ein paar Tage Verstopfung. Normalität scheint es nicht mehr zu geben. Aber der Unternehmer ist viel zu sehr mit dem Stress in seiner Firma beschäftigt, um großartig darüber nachdenken zu können.

Als er eines Tages jedoch Blut im Stuhl bemerkt und leichte Schmerzen im Unterleib verspürt, ist ihm die Sache nicht mehr ganz geheuer. Er meldet sich bei seiner Hausärztin zur Gesundenuntersuchung an. Eine Woche später der Schock: Es wurde ein Tumor im Enddarm diagnostiziert! In einer Ambulanz wird ein kleines Stück entnommen, um feststellen zu lassen, mit welcher Tumorart man es zu tun hat. ▸▸

Tumoröse Störungen im Enddarm

▸▸ Nach zehn Tagen bestellt ihn die Hausärztin in ihre Ordination. Mit flauem Gefühl in der Magengrube fährt Eduard in die Praxis und erfährt dort, dass es sich um einen bösartigen Tumor handelt. Bereits drei Tage später liegt er auf dem Operationstisch. Die Ärzte entnehmen ein großes Stück vom Enddarm. Der Tumor ist erfolgreich entfernt, doch es gibt dennoch ernsthafte Konsequenzen für Eduard: Er muss fortan mit einem Enddarm leben, dessen Reservoir stark verkleinert ist. Im Klartext: Eduards Enddarm kann nur mehr sehr kleine Stuhlmengen speichern, weswegen bereits geringste Mengen einen Stuhldrang auslösen, der Stuhl ist dabei sehr dünnflüssig. Zu Eduards Schrecken kommt es immer wieder vor, dass er Stuhl verliert.

„Ganz normal", beruhigt der operierende Arzt. „Das gibt sich nach einiger Zeit. Bis dahin können Sie sich ja mit aufsaugenden Einlagen behelfen." Auch die Hausärztin beruhigt ihn: „Aber wenn Sie wollen, schicke ich Sie zur Kontinenzberatung. Dort erfahren Sie, welche Hilfsmittel und Möglichkeiten es gibt." Eduard erzählt also in der Kontinenzberatung seine Geschichte. Die Beraterin rät ihm, einen Analtampon zu verwenden. „Es gibt einen speziellen Analtampon, der wie ein Stuhlzäpfchen funktioniert", erzählt sie Eduard. „Wenn man ihn in den After einführt, weitet er sich aus und verschließt den After von innen."

Eduard betrachtet irritiert das Hilfsmittel. Am Ende des Tampons befindet sich ein Faden – ähnlich wie bei einem Tampon für Regelblutungen – an dem man ihn vor der Stuhlentleerung herausziehen kann. Noch vor wenigen Wochen hat er nicht im Traum daran gedacht, sich jemals mit derartigen Dingen beschäftigen zu müssen. Doch mit der gleichen Entschlossenheit, mit der er geschäftlichen Herausforderungen begegnet, stellt er sich nun auch dieser privaten Situation.

Er verwendet den Analtampon – und es funktioniert. Zwei Tage später ruft er überglücklich in der Kontinenzberatung an und bedankt sich für die einfühlsame und fachlich wertvolle Beratung. „Der Tampon wirkt zu 100 Prozent. Ich kann wieder problemlos arbeiten." ■

Medikamentöse Ursachen

Abführmittel, Antibiotika und Schilddrüsenhormone können zu Durchfällen führen. Medikamente können aber auch genau das Gegenteil bewirken und eine Verstopfung auslösen: Antidepressiva, Schmerzmittel, Entwässerungsmittel und manchmal auch Antibiotika haben oft diese unerwünschte Nebenwirkung.

Antibiotika

Antibiotika können zu Durchfall führen, da sie nicht nur auf bakterielle Krankheitserreger wirken, sondern auch die Bakterien der gesunden Darmflora schädigen.

Abführmittel

Natürlich kann der Gebrauch und Missbrauch von abführenden Medikamenten – den sogenannten Laxantien – ebenfalls zu Durchfall führen. Insbesondere ein Missbrauch von Abführmitteln, um abzunehmen, führt zu Elektrolytverlusten, die wiederum zu Verstopfung oder im Extremfall zu lebensgefährlichen Herzrhythmusstörungen führen können.

Antidepressiva

Einige Antidepressiva können als Nebenwirkung für die Dauer der Einnahme eine Verstopfung auslösen. Dieses Thema stellt für manche Menschen ein größeres Tabu dar als die Depression selbst. Auf jeden Fall sollten Betroffene mit ihrem Arzt darüber sprechen!

Andere Medikamente

Auch spezielle Medikamente, die bei Krebserkrankung eingenommen werden müssen, können zu starken Durchfällen führen. Bei Entwässerungsmitteln ist Verstopfung eine häufige Nebenwirkung, da durch dieses Medikament sehr viel Flüssigkeit ausgeschieden wird. Auch Schmerzmittel mit bestimmten Inhaltsstoffen können zu Verstopfung führen.

Hormonelle Ursachen

Menschen, die an einer Fehlfunktion der Schilddrüse leiden, haben meistens auch mit Problemen im Verdauungstrakt zu kämpfen. Bei einer Überfunktion der Schilddrüse zählt auch Durchfall zu den typischen Symptomen. Bei einer Unterfunktion hingegen ist Verstopfung eine typische Begleiterscheinung.

Schilddrüsenüberfunktion

Bei einer Schilddrüsenüberfunktion ist eine allgemeine Steigerung des gesamten Stoffwechsels die Folge. Sie äußert sich durch vielfältige allgemeine Symptome, wie Gewichtsabnahme trotz gesteigerten Appetits, Haarausfall, vermehrtes Schwitzen – und Durchfall. Betroffene empfinden in vielen Fällen auch Wärme als unangenehm.

Schilddrüsenunterfunktion

Bei einer Schilddrüsenunterfunktion verlangsamt sich der Stoffwechsel. Eine Unterfunktion äußert sich durch vielfältige allgemeine Symptome, wie ein allgemeines Schwächegefühl, verminderte Leistungsfähigkeit und Antriebslosigkeit, eine depressive Stimmungslage, häufiges Frieren, Gewichtszunahme – und Verstopfung durch die herabgesetzte Darmtätigkeit.

Missbildungen

Ebenso wie Organe und Gehirn kann auch das Rückenmark eine angeborene Fehlbildung aufweisen. Die bekannteste ist der „Wirbelspalt" oder „offene Rücken" (Spina bifida). Diese Fehlbildungen werden bei Ungeborenen im Rahmen der Mutter-Kind-Pass-Untersuchung abgeklärt. Aufgrund der Komplexität des Rückenmark-Systems gibt es jedoch eine Vielzahl weiterer möglicher Fehlentwicklungen.

Je nachdem, in welcher Höhe der Wirbelsäule sich der Defekt befindet und wie stark dessen Ausdehnung ist, können auch Blasen- und Darmfunktionen und -prozesse gestört sein.

ANNA (17):
DIE NEUE SELBSTSTÄNDIGKEIT

Anna ist mit einer Fehlbildung der Wirbelsäule auf die Welt gekommen und dadurch mit einer Blasenentleerungsstörung und mit chronischer Verstopfung konfrontiert. Sie kann zwar mit Unterstützung eines Rollators gehen, sitzt aber die meiste Zeit im Rollstuhl. Eine mobile Krankenschwester betreut sie und katheterisiert sie dreimal täglich. Zudem bekommt Anna dreimal pro Woche einen Einlauf gegen Verstopfung.

Überdies hat die 17-Jährige in ihrem Leben noch nie wirkliche Zuneigung oder Zärtlichkeit erfahren. Als Annas Mutter von der Missbildung erfuhr, ließ sie ihr Neugeborenes noch im Krankenhaus im Stich. Sie wollte Anna weder sehen noch irgendeinen Kontakt zu ihr haben.

Anna wächst ohne Mutterliebe in Heimen und Krankenhäusern auf und wohnt seit ihrem Schulabschluss im 12-Quadratmeter-Zimmer einer Behindertenwohngemeinschaft. Sie ist gewohnt, dass immer jemand um sie herum ist, der alles für sie erledigt. ▸▸

▶▶ Essen, Kleidung, Wäsche, Körperpflege. Eigenständigkeit und auch Eigenverantwortung sind Anna fremd. Ihre Einstellung: Sie kann nichts für ihre Erkrankung, also kann sie auch nichts aktiv tun, um besser mit ihr zu leben.

Das ändert sich schlagartig, als sie an einem Feriencamp für Jugendliche mit ähnlichen Erkrankungen teilnimmt. Zum ersten Mal erfährt sie, dass es Menschen in ihrem Alter gibt, die die Katheterisierung selbst in die Hand nehmen, ihren Alltag auch ansonsten relativ eigenständig im Griff haben und an Veranstaltungen teilnehmen, die sie für sich bereits ausgeschlossen hat. In dieser Woche ist im Rahmen der medizinischen Unterstützung auch eine Psychologin im Ferienlager. Normalerweise geht Anna solchen Gesprächen aus dem Weg. Doch diesmal wartet sie nervös, bis sie an der Reihe ist. Die Psychologin will das Eis mit Small Talk brechen, doch Anna fällt ihr ins Wort. Sie möchte über ihre Zukunft und ihre Möglichkeiten sprechen. Rasch ergibt sich ein Gespräch, bei dem die erfahrene Psychologin Annas Gedanken mit Fragen anregt. Zum Beispiel, ob sie vielleicht schon daran gedacht hat, alleine in einer eigenen Wohnung zu leben, oder ob sie auch an eine Partnerschaft denkt.

Nach dem Gespräch schwirren Anna hundert Gedanken durch den Kopf. Eine Woche nach dem Ferienlager nimmt sie das Angebot der Psychologin für ein weiteres Gespräch an und holt sich dort Motivation. Zu Hause fasst sie einen Entschluss: Sie nimmt ihr Leben fortan selbst in die Hand. In einem Gespräch mit ihrer beeindruckten Betreuerin klärt sie, was sich alles in ihrem Leben ändern muss. Gemeinsam erstellen sie einen Plan mit ihren neuen Zielen. Ganz oben auf der Liste steht das selbstständige Katheterisieren. Eine Kontinenzschwester bringt ihr bei, wie sie am besten vorgeht, und schon nach fünf Tagen beherrscht Anna das Katheterisieren.

Die selbstständige Stuhlentleerung ist eine größere Herausforderung. Doch auch das bekommt Anna in den Griff. Eine Firma hat ein neues Produkt entwickelt, das ähnlich wie ein Einlaufgerät funktioniert und alleine zu handhaben ist. Auch damit kommt Anna nach kurzer Eingewöhnungsphase gut klar. Und damit kann sie auch das zweite Ziel auf ihrer Liste abhaken. Viele weitere sollen folgen. ■

Allergien

Wer auf Erdbeeren, Milch, Nüsse, Eiweiß oder Fisch empfindlich reagiert, hat sehr oft auch mit Durchfall zu kämpfen. Klar, dass auch eine Nahrungsmittelunverträglichkeit (z.B. auf Alkohol oder Kaffee) die Verdauung durcheinanderbringen kann. Hier empfiehlt sich eine aufmerksame Beobachtung, auf welche Lebensmittel der Körper mit Durchfall oder Verstopfung reagiert.

Durchfall durch Sorbitol

Der übermäßige Konsum des Zuckeraustauschstoffs Sorbitol (in fast allen Diabetikerprodukten wie Marmelade, Schokolade oder zuckerfreien Bonbons und Kaugummis) wirkt bei übermäßigem Genuss abführend.

Durchfall bei Laktoseintoleranz

Normalerweise wird im Darm Milchzucker (Laktose) durch ein Enzym aufgespalten. Bei Menschen mit Laktoseintoleranz fehlt dieses Enzym ganz oder teilweise, sodass Laktose im Dickdarm von Bakterien gespalten wird. Dabei entstehen Gase, die Bauchschmerzen und Durchfall auslösen.

Durchfall bei Ergänzungsmitteln

Die Einnahme von Eisenpräparaten oder Vitamin C (Ascorbinsäure) kann ebenfalls Durchfall auslösen.

Allergien

HELENE (55):
EINE DETEKTIVGESCHICHTE

Helene ist ratlos. Der Kaffee ist es nicht. Und auch nicht das Essen vom Chinesen. Das hat sie schon ausgetestet. Sie kann sich keinen Reim darauf machen, warum sie seit kurzem unter plötzlichen Bauchkrämpfen und starkem Durchfall leidet und dann tagelang überhaupt keinen Stuhl hat. Immer wenn sie glaubt, dass eine Krise ausgestanden ist, folgt die nächste auf dem Fuß.

Auf Anraten einer Bekannten geht sie mit ihrem Anliegen in eine Kontinenzberatungsstelle. Noch ist es bei ihr zwar nicht soweit, aber ihre Bekannte kennt eine der Beraterinnen flüchtig. Einen Versuch ist es wert. Gemeinsam versuchen Helene und die Beraterin zu erkunden, was hinter den Beschwerden stecken könnte. Nicht so einfach: Da Helene bemerkt hat, dass Schmerzen und Durchfall immer unmittelbar nach dem Essen auftreten, versucht sie durch bewusstes Essen der gleichen Mahlzeiten das Phänomen zu wiederholen. Doch das gelingt nicht. Mit einem Protokoll soll nun Klarheit geschaffen werden. Helene dokumentiert zwei Wochen lang genau, was sie zu sich nimmt und wie es ihr geht. Ergebnis: Nicht einmal leidet Helene in dieser kurzen Zeitspanne an Durchfall. „So schnell geben wir nicht auf", meint die Beraterin. „Führen Sie das Protokoll weiter und kommen Sie einfach nach der nächsten Durchfall-Attacke."

Schon am nächsten Tag steht Helene in der Tür der Beratungsstelle. „Stellen Sie sich vor. Ich bin nach dem Besuch bei Ihnen in ein Restaurant gegangen habe dort Spaghetti Bolognese gegessen", erzählt sie. „Gleich danach ist es wieder passiert." Gemeinsam überlegen sie, was sie mit dieser Erkenntnis anfangen sollen. Der Plan: Helene soll alle Lebensmittel, die in Spaghetti Bolognese enthalten sind, kaufen und einzeln durchprobieren. Gesagt, getan: Sie kauft Tomaten, italienische Gewürze, Olivenöl, Spaghetti, Parmesan und alles, was sie im Kochbuch noch zu diesem Gericht findet. Am Nachmittag veranstaltet sie mit einem Mann eine feierliche Verkostung. Jede halbe Stunde nimmt sie eine der Zutaten zu sich und beobachtet ihren Körper.

Am nächsten Tag läutet das Telefon in der Beratungsstelle. „Ich glaube, es ist das Olivenöl", meint Helene triumphierend. „Das hab ich zu Hause noch nie verwendet. Kaum hatte ich einen Löffel genommen, hat sich mein Darm schon gemeldet." Und tatsächlich sollte Helene recht behalten. Der bewusste Verzicht auf Olivenöl bringt die seltsamen Vorfälle zu einem raschen Ende. Helene und die Kontinenzberaterin freuen sich über den „gelösten Fall". ■

Schädigung von Schließmuskel/Analhaut

Eine der häufigsten Ursachen, die eine Stuhlinkontinenz verursachen, sind Vorfälle des Enddarms oder des Anus. Die empfindliche Analhaut rutscht durch den Analkanal. Dabei kommt es zu Stuhlschmieren, Stuhlverlust oder zum ungewollten Abgang von Winden.

Frauen sind von dieser Form häufiger betroffen, da im Rahmen einer natürlichen Geburt bzw. bei einem Dammschnitt (Episiotomie) viele kleine Verletzungen im Bereich des Damms (zwischen Scheide und After) entstehen können.

Diese Verletzungen führen nicht automatisch zur Inkontinenz. Die Probleme entstehen erst im fortgeschrittenen Alter durch die nachlassende Elastizität des Gewebes.

Am häufigsten betroffen sind Frauen, die mehrfach geboren haben, Patienten nach Krebsoperationen in diesem Bereich und ältere Menschen.

> **BEATRIX (62):**
> **DER SPRUNG**
> **ÜBER DEN SCHATTEN**
>
> Beatrix hat nach einer überstandenen Bronchitis ein unliebsames Überbleibsel zurückbehalten: Sie verliert seitdem immer wieder Stuhl, ohne dass sie das gleich bemerkt – geschweige denn verhindern kann. Mit Slipeinlagen versucht sie zu verhindern, dass die Unterwäsche beschmutzt wird. Diese helfen zwar, verursachen aber Hautreizungen im Genitalbereich. „Das gibt sich schon wieder", denkt sie sich.
>
> Doch die Entzündungen werden immer stärker und mit der Zeit kommen starke brennende Schmerzen hinzu. Das Thema ist ihr hochgradig unangenehm. Also spricht Beatrix weder mit ihrer Tochter noch mit ihrer Schwester darüber. Da ihr Mann vor sechs Jahren an Krebs verstorben ist, hat sie keine ▸▸

▶▶ anderen Menschen, denen sie sich anvertrauen kann. Und auch das Verhältnis zu ihrem Hausarzt ist nicht besonders offen. Sie besorgt sich in der Apotheke eine Heilsalbe für die entzündeten Stellen und geht in eine große Buchhandlung. Doch Werke zum Thema Stuhlverlust findet sie nicht. Und das Nachfragen ist ihr peinlich. „Schau doch ins Internet", rät ihr eine Bekannte. Der Leidensdruck ist mittlerweile so groß, dass Beatrix sich extra einen PC zulegt und im Laufe der nächsten Wochen die Grundlagen des Internets erlernt. Via Telefon-Hotline richtet sie sich selbst eine Mailadresse ein.

Trotz der Verfügbarkeit des World Wide Web ist Beatrix rasch ernüchtert. Denn sämtliche Bücher und Webseiten sind sehr fachmedizinisch gehalten und beschäftigen sich zudem mit fortgeschrittenen Stadien des Stuhlverlusts. Doch dann entdeckt sie die Mailadresse einer Kontinenzberatungsstelle, die anonyme Beratung via Internet anbietet. Es ist die allererste Mail, die Beatrix in ihrem Leben tippt. Nach dem Abschicken ist sie nervös und schaut alle zwei Stunden in ihre Mailbox.

Am nächsten Morgen ist die Antwort da. Ein langes Mail einer Beraterin, in dem die Funktionen des Dickdarms, des Enddarms und des Schließmuskels aufgeführt und die möglichen Ursachen einer Stuhlinkontinenz kurz erklärt werden. Das Mail endet mit einigen persönlichen Fragen, einer Anleitung zur richtigen Intimpflege und der Empfehlung, in der Apotheke eine „Barrieresalbe" – einen speziellen Hautschutz – zu besorgen und anzuwenden. Beatrix fühlt sich ernst genommen, beantwortet postwendend die persönlichen Fragen und befolgt die Anweisungen. Die Beraterin schreibt, dass ohne ärztliche Abklärung keine seriöse Diagnose gestellt und keine Behandlung erfolgen kann. Beatrix nimmt einen vereinbarten Termin in einer Darmambulanz wahr.

Dort kümmern sich Proktologen – Chirurgen mit einer speziellen Ausbildung – um ihr Anliegen. Ergebnis der Untersuchung: Beatrix hat eine Schließmuskelschwäche – wahrscheinlich aufgrund einer Muskelverletzung bei der Geburt ihrer Tochter. Erst durch die Schwächung des Beckenbodenmuskels im fortgeschrittenen Alter macht sich diese Verletzung nach mehr als 40 Jahren bemerkbar. Beatrix absolviert ein Beckenbodentraining. Bereits nach acht Wochen hat sich ihr Problem stark verbessert. Die Mailverbindung mit der Beraterin der Kontinenzstelle bleibt aufrecht. Diese empfiehlt ihr, Stuhlzäpfchen zu verwenden, die für eine regelmäßige Entleerung des Enddarms sorgen. Denn dadurch kommt es zu keinem Stuhlverlust. Beatrix ist für alle diese Tipps dankbar – einer Person, die sie zwar nie persönlich getroffen hat, die ihr Leben aber trotzdem maßgeblich beeinflusst hat. ■

Psychische Faktoren

Selbstverständlich spielt auch die Psyche bei organisch bedingter Stuhlinkontinenz eine große Rolle. Sie kann Durchfall oder Verstopfung zwar selten auslösen, aber sie kann sie verschlimmern. Da sich Betroffene oftmals zurückgewiesen, unvollkommen und ausgegrenzt fühlen, sind die psychosozialen Folgen bei Stuhlproblemen schwerwiegender als bei Harninkontinenz.

Wir alle kennen und verwenden Redewendungen wie …

- „sich beschissen fühlen"
- „sich vor Angst in die Hose machen"
- „vor etwas Schiss haben"
- „etwas bereitet Bauchschmerzen"
- „eine Sache erst verdauen müssen"
- „sich ein Loch in den Bauch ärgern"

Dahinter verbirgt sich die Tatsache, dass es einen direkten Zusammenhang zwischen Darmbeschwerden und psychischen Beschwerden gibt:

Verschiedene psychische Störungen (wie z.B. Depressionen) können Blähungen, Darmgase, krampfartige Magen-Darm-Beschwerden sowie Stuhlveränderungen verursachen.

Bei Angststörungen kommt es aufgrund der inneren Anspannung häufiger zu Durchfall.

Konservative Therapie-Maßnahmen

Ursachen und Störungen, die zu einer Stuhlinkontinenz führen, können sehr unterschiedlicher Natur sein. Daher beginnt jede konservative Therapie meist mit der Behandlung jener Grunderkrankung, die die Störung ausgelöst hat.

BEI VERSTOPFUNG

Stuhltraining

Stuhltraining sollte nur nach ärztlicher Anordnung und unter professioneller Anleitung begonnen werden. Das mit dem/der Betroffenen gemeinsam festgelegte Ziel ist eine regelmäßige Entleerung zu festgesetzten Zeiten. Das Einbeziehen des/der Betroffenen ist dabei für das Erreichen des Ziels unbedingt erforderlich. Um ein solches Training durchführen zu können, müssen davor einige Aspekte geklärt werden:

- Wie waren frühere Stuhlgewohnheiten? (z.B. in der Jugend)

- Wie verliefen die letzten Stuhlentleerungen? (z.B. unter Schmerzen oder ohne Komplikationen)

- Wie oft wurde in letzter Zeit Stuhl abgesetzt? (z.B. 1-mal wöchentlich oder 3-mal täglich)

- Wie groß waren die Stuhlmengen? (z.B. sehr groß oder gering)

- Wie sah der Stuhl aus? (z.B. Durchfall/dünner Stuhl, Beimischung von Blut oder Schleim sichtbar)

- Wurden früher oder in letzter Zeit Abführmittel eingenommen?

- Besteht eine Bewegungseinschränkung oder eine Inkontinenz?

- Werden Medikamente eingenommen? Wenn ja, welche?

- Wie sind die Ernährungs- und Trinkgewohnheiten?

All diese Informationen werden in der Planung des individuellen Stuhltrainings berücksichtigt.

Eine Ernährungsumstellung auf einen höheren Ballaststoffanteil sollte nur ganz langsam stattfinden und auch nur dann, wenn die Betroffenen genügend Flüssigkeit zu sich nehmen. Falls das nicht möglich ist, sollte mit Ballaststoffen sehr vorsichtig umgegangen werden. Da die Ballaststoffe ohne genügend Flüssigkeit nicht quellen können, kommt es zu einer Art Klumpenbildung im Darm. Es besteht Darmverschlussgefahr!

▸▸ Seite 160, Praxisbeispiel „Anton"

Darmmassage (Colonmassage)

Unterstützung der Darmbewegung durch Massage im Uhrzeigersinn.

Am Rücken liegend, legt man die rechte Hand flach auf den Bauch. Mit ein wenig Druck vom Handballen aus streicht man vom rechten Unterbauch über den rechten Oberbauch bis zum linken Oberbauch, dann zum linken Unterbauch, wo der Druck stärker werden soll. Einige Minuten praktiziert, unterstützt dies den Dickdarm dabei, den Darminhalt in Richtung Enddarm zu bewegen.

Bauchpresse

Durch kurzes Anspannen der Bauchdecke kann der Druck während des Stuhlgangs erhöht werden. Dies sollte allerdings nicht zu stark und zu lange und auch nicht automatisch bei jedem Stuhlgang durchgeführt werden, da es den Beckenbodenmuskel schwächt und ausdehnt.

BEI DURCHFALL

Medikamente

Nach ärztlicher Anordnung kann eine medikamentöse Stuhleindickung und Diät erfolgen. Weiters empfiehlt sich eine regelmäßige Entleerung mit Stuhlzäpfchen zu festgelegten Zeiten, damit der Enddarm geleert ist und es nicht zu ungewollten Stuhlverlusten kommt.

Beckenbodentraining

Training der Beckenbodenmuskulatur durch Anspannung und Ent-

Konservative Therapie-Maßnahmen

ANTON (94):
ZUVIEL DES GUTEN: DIE LEINSAMEN-ROSSKUR

Bis zu seinem Schlaganfall vor drei Monaten war Anton begeisterter Gärtner. Nun ist seine linke Körperhälfte so schwach, dass daran nicht mehr zu denken ist. „Ich bin nicht mehr ich selbst", meint er, wenn er mit einer Gehhilfe ein paar Schritte zurücklegt. Seit seiner Erkrankung hat er auch Probleme mit dem Stuhlgang. Seine Tochter bringt ihm Leinsamen: „Davon musst du jeden Tag einen Teelöffel essen, dann funktioniert das auch wieder. Das hat mir meine Nachbarin empfohlen. Die hatte auch immer Probleme. Aber seit sie Leinsamen isst, hat sie keine mehr. Außerdem ist das ein ganz natürliches Mittel." Anton liebt seine Tochter. Also will er ihren Rat befolgen.

Leider kann er sich nicht mehr erinnern, wie viele Leinsamen er einnehmen soll, und die Anleitung ist zu klein gedruckt. Also nimmt er täglich tapfer drei Suppenlöffel und denkt sich „Das wird mir gut tun." Als er nach vier Tagen noch immer keinen Stuhl hat, nimmt er vier Suppenlöffel ein. Antons Tochter schaut vorbei. Er tadelt sie: „Das Zeug, dass Du mir gebracht hast, wirkt nicht. Ich kann noch immer nicht auf die Toilette gehen." – „Papa, das dauert einfach ein paar Tage. Sei nicht so ungeduldig."

Am darauffolgenden Tag – Antons siebentem stuhlfreier Tag nach der Einnahme von 13 Suppenlöffel Leinsamen – spürt er plötzlich einen großen Druck im Bauch. „Aha", denkt er. „Es macht doch Bauchschmerzen. Aber wenigstens tut sich jetzt etwas." Sicherheitshalber nimmt er zwei weitere Suppenlöffel Leinsamen. „Wenn sich was tut, dann richtig."

In der Nacht erwacht Anton mit schier unerträglichen Bauchschmerzen, Übelkeit und stark schwitzend. Erschrocken sieht er an sich herab: sein Bauch ist völlig aufgedunsen. Noch vom Bett aus ruft er seine Tochter an und beschreibt die Lage. Diese verständigt sofort die Rettung – gerade noch rechtzeitig. Im Krankenhaus wird ein Darmverschluss diagnostiziert und Anton sofort notoperiert. Die Familie bangt um ihn und fragt sich insgeheim, ob der hochbetagte Mann diesen Eingriff überstehen wird. Anton überlebt und kommt nach einigen Tagen wieder nach Hause. Noch im Krankenhaus hat ihm eine Kontinenzberaterin erklärt, was passiert ist: Die Einnahme von Ballaststoffen ohne adäquate Menge an Flüssigkeit verklumpt den Darm. Dass Anton im Eifer des Gefechtes ein Vielfaches der empfohlenen Tagesmenge eingenommen hat, hat diesen Prozess noch beschleunigt. Mit einem gemeinsam erstellten Stuhltrainingsplan kommt Antons Verdauung wieder auf Touren. Die Leinsamen nimmt seine Tochter sicherheitshalber wieder an sich. ■

spannung unter Anleitung einer Diplomphysiotherapeutin. Im Kapitel „Belastungsinkontinenz" ist dieses Thema sehr ausführlich erläutert.

Biofeedback

Um den Beckenbodenmuskel bewusst wahrzunehmen, wird eine Klebeelektrode im Genitalbereich angebracht oder durch die Betroffenen selbst eine Elektrode in den After eingeführt. Bauch- und Oberschenkelmuskulatur muss entspannt bleiben – der Verschlussmuskel soll angespannt sein. Die PatientInnen erhalten via Monitor Rückmeldung (Feedback) über das Maß der An- und Entspannung.

Elektrostimulation

Die Analelektrode wird in den After eingeführt. Der Schließmuskel wird ohne Zutun der Betroffenen durch elektrische Stromimpulse stimuliert. Nach einer Anlernphase können Patienten die Elektrostimulation problemlos zu Hause anwenden.

Diät

Ballaststoffreiche Ernährung unter Vermeidung von Kaffee, Alkohol und kohlensäurehaltigen Getränken. Dabei sollte jedoch auf eine ausreichende Flüssigkeitszufuhr geachtet werden.

Operative Maßnahmen

Erst wenn alle konservativen Therapiemaßnahmen ausgeschöpft sind oder nicht zielführend waren, sollten operative Maßnahmen gesetzt werden.

Schließmuskelrekonstruktion

Bei Schließmuskelschwäche kommt eine Schließmuskelreparatur (repair), eine Beckenbodenplastik oder eine Schließmuskelplastik zur Anwendung. Zu diesem Mittel greift man zumeist nach einem Enddarmvorfall (Rectumprolaps) und bei bösartigen Tumoren.

Schließmuskelersatzoperation

Ein Muskel von der Innenseite des Oberschenkels (Musculus gracilis) wird schleifenförmig um den Analkanal gelegt und mit Nähten befestigt. Damit der Muskel anwachsen kann, wird vorübergehend ein künstlicher Darmausgang gelegt.

Blasenschrittmacher

Ein Blasenschrittmacher (SNS – Sakralnervenstimulation) wird wie ein Herzschrittmacher unter der Haut eingepflanzt und sendet elektrische Impulse an jene Nerven, die zum Beckenboden, der Schließmuskulatur des Afters und der Harnblase führen. Dadurch wird die Kontrolle des Organs wiederhergestellt. Dieser Blasenschrittmacher wird in erster Linie für PatientInnen mit Harn- und Stuhlinkontinenz angelegt.

Künstlicher Schließmuskelersatz

Ein künstliches Schließsystem (Artificial Botel Sphincter) kann auch bei Blasenschwäche zur Anwendung kommen. Dabei wird ein manschettenartiger Ballon um den Analkanal gelegt, der mit einer Pumpe über ein Ventil mit Flüssigkeit aus einem Reservoir gefüllt oder entleert werden kann. Die Schließmuskelprothese wird vollständig unter der Haut eingepflanzt.

Künstlicher Darmausgang (Stoma nach Hartmann)

Der künstliche Darmausgang wird operativ im Bereich der Bauchwand (meistens im linken unteren Drittel) angelegt. Die medizinischen Bezeichnungen dafür sind Anus praeter oder auch Stoma.

Der Stuhlabgang erfolgt über den künstlich geschaffenen Darmausgang in der Bauchdecke. Dafür wird ein undurchlässiger Auffangbeutel verwendet, der mit einer speziellen Platte an der Umgebungshaut haftet.

Man unterscheidet zwei Arten:

Stoma als Zwischenlösung

Diese Maßnahme wird eingesetzt, um einen Teil des Darms kurzfristig auszuschalten (z.B. Entzündungen oder Operationen).

Stoma als Dauermaßnahme

Diese Therapie ist die allerletzte Möglichkeit für Betroffene, um die eigene Kontinenz zu gewährleisten.

▸ PRAXISWISSEN

Welchen Arzt sollen Betroffene aufsuchen?
Welche Hilfsmittel gibt es?
Alltag mit Inkontinenz
Alltag für Angehörige
Leitfaden zur richtigen Intimpflege

Welchen Arzt sollen Betroffene aufsuchen?

Diese Frage muss bei einem derart tabuisierten Thema wie Inkontinenz aus zwei Blickwinkeln betrachtet werden: Bei Ärzten ist neben der medizinisch-fachlichen Seite auch die menschlich-einfühlsame wesentlich. Gut aufgehoben ist man dann, wenn beide Seiten eine möglichst hohe Qualität aufweisen.

Gerade im menschlichen Bereich sind an Ärzte von Inkontinenz-Patienten besonders hohe Anforderungen zu stellen. Wer noch nie selbst Hilfe für ein Anliegen suchen musste, das mit großer Scham, Selbstzweifeln und oft auch mit Minderwertigkeitskomplexen behaftet ist, kann sich nicht vorstellen, wie groß dieser Sprung über den eigenen Schatten ist.

Wie die vielen Praxis-Geschichten in diesem Buch zeigen, ringen manche Betroffene Jahrzehnte mit sich selbst, ehe sie sich ein Herz fassen und jemandem ihre Situation anvertrauen.

Springen Sie über den Schatten!

Dieses Buch hat eine Kernbotschaft: Inkontinenz ist kein unabwendbares und kein unbehandelbares Schicksal, sondern eine Krankheit, die sehr oft geheilt, jedenfalls aber durch kompetente Beratung und den Gebrauch von professionellen Hilfsmitteln angenehmer gestaltet werden kann.

Also nehmen Sie sich ein Herz und fühlen Sie nach, ob es einen Arzt/eine Ärztin gibt, dem/der Sie sehr offen begegnen können und wo sie überzeugt sind, dass er oder sie Ihr Vertrauen durch Diskretion und Einfühlsamkeit rechtfertigt.

Möglicherweise verbindet Sie mit Ihrem praktischen Arzt ein intaktes und offenes Vertrauensverhältnis. Auch wenn dieser nicht selbst über Fachwissen zum Thema Inkontinenz verfügt, kennt er vielleicht empfehlenswerte Kollegen, die darauf spezialisiert sind.

Geeignete Fachärzte

Noch besser ist es natürlich, wenn Sie menschlich geeignete Fachärzte oder -ärztinnen kennen oder empfohlen bekommen, die ziemlich sicher über eine adäquate Ausbildung in diesem Bereich verfügen.

Darunter fallen:

- Urogynäkologen (Frauenärzte mit urologischer Ausbildung)

- Neurourologen (Urologen mit neurologischer Ausbildung)

Diese Spezialisten haben sich höchstwahrscheinlich mit der Thematik Inkontinenz intensiv auseinandergesetzt und spezielle Aus-, Fort- und Weiterbildungen besucht. Es ist auch durchaus ein gangbarer Weg, wenn Sie telefonisch (und auf Wunsch anonym) Auskunft erbitten, ob der entsprechende Arzt Kompetenz auf diesem Gebiet besitzt.

Am besten ist dabei ein direktes persönliches Telefonat mit dem Arzt selbst.

Sagen Sie die unverblümte Wahrheit!

Eines ist besonders wichtig, wenn Sie sich entschließen, sich einem Arzt gegenüber zu öffnen: Sagen Sie die uneingeschränkte Wahrheit! Da es bei Inkontinenz sehr viele Ursachen, Symptome und Verlaufsformen gibt, sind alle Einzelheiten von Bedeutung, um die geeignete Therapie verordnen zu können.

Auch wenn Ihnen vielleicht einige Details besonders unangenehm oder peinlich sind: Verschweigen Sie – Ihrer eigenen Therapiechance zuliebe – nichts.

Bereiten Sie sich auf den Arztbesuch vor!

Ärzte sind sehr dankbar für möglichst präzise Angaben. Gerade bei diesem Thema kommt es auf jedes Detail an. Ein kleiner Leitfaden für eine optimale Vorbereitung:

- Notieren Sie sich in Ruhe alle Fragen, die Sie an den Arzt haben, und nehmen Sie die Notizen zum Arztbesuch mit!

Welchen Arzt sollen Betroffene aufsuchen?

- Erstellen Sie eine Übersicht, welche Medikamente Sie regelmäßig einnehmen!

- Nehmen Sie die aktuellsten Befunde (Gesundenuntersuchung, Laborbefunde,…) zum Arztbesuch mit.

- Sollten Sie aufgrund Ihres Problems schon einmal operiert worden sein, nehmen Sie die entsprechenden Operationsberichte mit.

Fragen, die bei Harninkontinenz abgeklärt werden:

- Seit wann verlieren Sie ungewollt Harn?

- Wie oft verlieren Sie Harn (einmal am Tag oder öfter)?

- In welchen Situationen verlieren Sie Harn?

- Wie oft müssen Sie täglich die Toilette aufsuchen?

- Verlieren Sie auf dem Weg zur Toilette bereits Urin?

- Müssen Sie bei Harndrang sofort zur Toilette eilen oder sind Sie in der Lage, den Harn ein wenig zurückzuhalten?

- Haben Sie nachts oft Harndrang?

- Haben Sie das Gefühl, dass sich Ihre Blase nicht komplett entleert?

Fragen, die bei Stuhlinkontinenz abgeklärt werden:

- Leiden Sie unter Stuhlverstopfung?

- Leiden Sie unter Durchfall?

- Leiden Sie unter Stuhlverlust?

- Wie oft verlieren Sie ungewollt Stuhl?

- Nehmen Sie regelmäßig Abführmittel?

Scheuen Sie sich nicht vor einem Arztwechsel!

Falls Sie sich von einem Arzt nicht ernstgenommen fühlen oder falls Ihnen ein Arzt nicht mit dem nötigen Respekt begegnet, nehmen Sie Ihr Patientenrecht der freien Arztwahl wahr. Nichts ist belastender als bei diesem intimen Thema keine offene Gesprächsbasis zu haben.

Auch, wenn der Arzt/die Ärztin sich nicht für die detaillierten Symptome interessiert, Sie nur mit fadenscheinigen, selbstverständlichen Ratschlägen abspeist oder sofort zu operativen Eingriffen rät, ist höchste Vorsicht geboten. Diese Mediziner haben höchstwahrscheinlich wenig Erfahrung mit professioneller Behandlung von Inkontinenz.

Erfahrene und fachlich versierte Ärzte/Ärztinnen beschränken sich nicht auf lapidare Empfehlungen wie „Nehmen Sie ab", sondern wissen, dass es eine große Bandbreite an möglichen Ursachen und Therapiemaßnahmen gibt – und geben dieses Wissen im Idealfall auch an die Betroffenen weiter.

Generell gilt: Wenn Sie das Gefühl haben, sich einem Arzt nicht ganz öffnen zu können bzw. zu wollen, fassen Sie sich ein Herz und suchen Sie einen anderen Arzt auf.

Im Anhang dieses Buches finden sie Namen, Adressen und Telefonnummern von Spezialisten und Kontinenzberatungsstellen in Österreich, Deutschland und der Schweiz.

Welche Hilfsmittel gibt es?

Trotz immer besserer Abklärung und fortschrittlicher Behandlungsmethoden gibt es in der Therapie von Harn- und Stuhlinkontinenz nach wie vor Grenzen: Nicht bei jedem und jeder Betroffenen gelingt es, eine vollständige Kontinenz wiederherzustellen. Aus diesem Grund ist es wichtig, jene Hilfsmittel zu finden, die für den/die Betroffene/n funktionieren und eine möglichst hohe Lebensqualität ermöglichen.

Die von der Industrie angebotene Vielfalt an Inkontinenzhilfsmitteln ist so groß und qualitätsvoll wie nie zuvor. Dennoch bleibt es für Betroffene eine Herausforderung, das individuell beste Hilfsmittel zu finden.

Folgende Fragen stehen dabei im Raum:

Welches Hilfsmittel...

- liefert die besten Ergebnisse?
- kann ich mir leisten?
- wird von meinem Versicherungsträger gedeckt?

Dieses Kapitel bietet einen groben Überblick über das Angebot an Hilfsmitteln, der jedoch keinen Anspruch auf Vollständigkeit erhebt.

GRUNDLAGEN

Grundanforderungen an Inkontinenzhilfsmittel:

- Verhinderung von Nässegefühl
- Rutsch-, Geruchs- und Auslaufsicherheit
- einfach zu entsorgen
- von Betroffenen selbst anzuwenden
- ästhetisch und diskret
- Erhaltung von Unabhängigkeit und Lebensstil
- finanziell erschwinglich

Wonach richtet sich die Auswahl?

- nach der Inkontinenzform
- nach der Menge von ungewolltem Harn- und/oder Stuhlverlust
- nach der Akzeptanz des/der Betroffenen
- nach der Hautbeschaffenheit des/der Betroffenen
- nach den körperlichen Voraussetzungen des/der Betroffenen
- nach der Mobilität des/der Betroffenen
- nach dem Diskretionsfaktor (geräuscharm,…)
- nach der Wirtschaftlichkeit

Um all diese Aspekte zu berücksichtigen und aus dem Angebot das passende Hilfsmittel für den persönlichen Bedarf auszuwählen, sollte unbedingt professionelle Hilfe in Anspruch genommen werden – auch um sich einen oft langwierigen Marathon zu ersparen, wenn man auf eigene Faust verschiedenste Hilfsmittel durchprobiert.

AUFSAUGENDE INKONTINENZHILFSMITTEL

Diese Hilfsmittel zählen zu den bekanntesten und für viele auch zu den naheliegendsten Lösungen. Viele Betroffene besorgen sich – geschockt durch den plötzlichen Harnverlust – zuallererst aufsaugende Hilfsmittel.

Unter den Begriff „aufsaugend" fallen jedoch auch Materialien, die nur kleinere Flüssigkeitsmengen speichern und daher kaum oder nur sehr schlecht geeignet sind, um vor den unangenehmen Folgen eines Harnverlusts zu schützen.

Viele Praxisbeispiele in diesem Buch geben Auskunft darüber, wie unzureichend nicht-professionelle Hilfsmittel funktionieren.

Aufbau professioneller aufsaugender Hilfsmittel

Die oberste Schicht – also die am Körper anliegende Seite – besteht aus Trockenvlies. Dieses leitet Nässe schnell in den Saugkörper weiter und schützt gleichzeitig vor Rücknässung.

Der Saugkörper besteht aus Zellstoffflocken und einem Superabsorber (Gelbildner), der Harn schnell aufnimmt und in Gel verwandelt. Selbst unter Druck kann der Saugkörper kaum durchnässen. Eine feuchtigkeitsundurchlässige Folie auf der Unterseite verhindert, dass Nässe nach außen ausläuft, und gibt zusätzlich Sicherheit.

Ein wichtiger Bestandteil bei großen körpernahen Inkontinenzhilfsmitteln ist ein Nässeindikator (färbige Streifen) an der Außenfolie. Diese Streifen werden unsichtbar, sobald das Innere des Hilfsmittels feucht wird.

Der Indikator zeigt Dritten (z.B. Pflegefachkräften), wann das Hilfsmittel zu wechseln ist, bzw. verhindert ein Wechseln von trockenen Einlagen.

Die Auswahl des richtigen aufsaugenden Hilfsmittels richtet sich natürlich auch nach der Menge des Harnverlusts (siehe Tabelle unten).

Der Vorlagengewichtstest

Um die Menge des Harnverlusts festzustellen, kann man den „Vorlagengewichtstest" durchführen:

Die verwendeten Hilfsmittel werden einmal trocken abgewogen und ihr jeweiliges Gewicht in einer Liste vermerkt. Nach Gebrauch werden die Hilfsmittel in ein kleines Plastiksäckchen gesteckt und nass abgewogen. Das Trockengewicht (Nettogewicht) wird vom Gewicht der nassen Einlage (Bruttogewicht) abgezogen und das Ergebnis auf der Liste vermerkt.

Einteilung	Urinverlust	Fassungsvermögen* des Hilfsmittels	Saugvolumen/ 4 Stunden
Tröpfelinkontinenz	unter 50 ml	unter 150 ml	150 ml
Grad 1	50–100 ml	unter 300 ml	300 ml
Grad 2	100–250 ml	300–750 ml	750 ml
Grad 3	mehr als 250 ml	Überlaufinkontinenz	mehr als 750 ml

*...nach Testverfahren der durch den Medizinischen Dienst der Krankenkassen anerkannten Testinstitute HyTec/IPI
Quelle: Deutsche Gesellschaft für Kontinenz e.V., Qualitätsmanual Miktionsstörungen & Harninkontinenz, 2000

Dieses Protokoll wird über einen Zeitraum von 48 Stunden geführt.

Dividiert man die Summe der errechneten Harnmenge durch zwei, erhält man die tägliche Menge des ungewollten Harnverlusts. Nun kann man das in punkto Aufnahmekapazität und Größe geeignete Hilfsmittel (siehe Tabelle „Kapazität") besorgen. Experten versuchen stets, das kleinste Hilfsmittel mit der notwendigen Speicherkapazität zu finden.

Dieser Test kann mit jeder handelsüblichen Küchenwaage oder Briefwaage durchgeführt werden.

AUSFÜHRUNGEN

Aufsaugende Hilfsmittel gibt es in folgenden Ausführungen:

- offen/zweiteilig
- geschlossen/einteilig

Grundsätzlich sollte man dabei immer der offenen/zweiteiligen Variante den Vorzug geben, da hier die Haut atmungsaktiv bleibt, sich keine „feuchte Kammer" bildet und die Gefahr von Hautirritationen, Infektionen und Defekten geringer ist.

Offen/zweiteilig

Dieses System besteht aus einer Einlage und einem Fixierhöschen. Die Einlagen werden anatomisch geformt oder in rechteckiger Form und in vielen verschiedenen Größen angeboten. Speziell für Männer gibt es für geringen Harnverlust (tröpfchenförmig) säckchenförmige aufsaugende Hilfsmittel. Bei mittelschwerer Inkontinenz werden dreieckige Formen angeboten, die auch mit Fixierhöschen getragen werden können. Dies ermöglicht eine größere Bewegungsfreiheit.

Neben einfachen Einlagen unterschiedlicher Stärke, die mit Klebestreifen in der Unterwäsche befestigt werden, bieten sich für leichtere bis mittelschwere Inkontinenzformen Einlagen an, die mit speziellen Höschen fixiert werden. Die Einlagen sind in verschiedenen Saugstärken erhältlich.

Die Netzhöschen sind mit einer elastischen, weitmaschigen Materialstruktur, einer besonders dichten, strapazierfähigen Qualität oder einer engmaschigen, weichen Qualität ohne Naht erhältlich. Falls eine Naht vorhanden ist, sollte diese immer nach außen getragen werden, um Druckstellen zu vermeiden.

Die Fixierhöschen sind aus hochelastischen Garnen hergestellt, stark dehnbar und passen sich allen Körperformen an, ohne einzuengen. Die Höschen können bei mittleren bis hohen Temperaturen gewaschen und mehrfach verwendet werden.

Durch die hohe Elastizität lassen sich die Inkontinenzeinlagen leicht einlegen und wechseln. Auch Fixierhosen zum Einweggebrauch sind erhältlich.

Geschlossen/einteilig

In dieser Ausführung stehen Pullons und Pants bzw. Inkontinenzslips zur Verfügung.

Pullons und Pants sind zu verwenden wie eine Unterhose und stehen ebenfalls in unterschiedlicher Saugstärke und Größe zur Auswahl. Sie wurden für Patienten mit leichter bis mittlerer Inkontinenz entwickelt und eignen sich besonders gut zur Unterstützung beim Toilettentraining, weil sie nicht jedes Mal gewechselt werden müssen.

Kein anderes Hilfsmittel wurde und wird mit so vielen unterschiedlichen Namen bezeichnet wie der Inkontinenzslip. Begriffen wie Schutzhose und Inkontinenzverband stehen auch Bezeichnungen wie Höschenwindeln, Windelhosen, Windeln oder „Pampers für Erwachsene" gegenüber. Einige Bezeichnungen sind jedoch für die Betroffenen sehr verletzend und diskriminierend. Um inkontinente Menschen nicht mit Kleinkindern gleichzusetzen, sollten alle Beteiligten bei der Namensgebung sehr sensibel und mit Fingerspitzengefühl vorgehen.

Bei Inkontinenzslips funktioniert der Gelbildner (Superabsorber) im Slip nur für Harn, hat hingegen bei Stuhl so gut wie keine Wirkung. Lediglich bei sehr wässrigem Stuhl wird ein Teil aufgesaugt.

An den Rändern des Slips befinden sich im Oberschenkel-/Genitalbereich Auslaufbündchen, die als Barriere fungieren und verhindern, dass Harn oder Stuhl austritt. Sitzt der Slip nicht richtig, wird diese Barriere wirkungslos und es kommt zum Verlust von Harn und Stuhl. Die Slips können mit Klebestreifen fixiert, geöffnet und wieder verschlossen werden. Inkontinenzslips haben ein hohes Fassungsvermögen und werden sehr oft als Nachtversorgung verwendet.

ANLEGETECHNIKEN

Hat man das optimale Inkontinenzhilfsmittel gefunden, gibt es einige Punkte, die beim Anlegen und Entfernen zu beachten sind, um eine möglichst unkomplizierte Anwendung sicherzustellen.

Kommt es bei aufsaugenden Hilfsmitteln zu Auslaufen von Harn, liegt es sehr oft an einer falschen Anlegetechnik. Egal ob im Stehen, im Sitzen oder im Liegen angelegt – für die Auslaufsicherheit ist wichtig, dass der Inkontinenzslip im Genital- oder Oberschenkelbereich möglichst eng anliegt.

- Falten Sie vor dem Anlegen den Slip auseinander.

- Legen Sie ihn der Länge nach in der Mitte zusammen und halten Sie ihn am unteren Ende fest. Dadurch bildet sich eine Rinne in Längsrichtung, die einen besseren Sitz und eine bessere Verteilung der Flüssigkeit bewirkt.

- Legen Sie den Slip von vorne (Bauchseite) ein.

- Ziehen Sie ihn auf Bauch- und Rückenseite hoch, streifen Sie ihn glatt und fixieren Sie ihn mit den Klebestreifen. Schließen Sie dabei die Klebestreifen immer parallel – also entweder oben links und rechts und dann unten links und rechts oder umgekehrt. Fixiert man den Slip zuerst auf einer Seite oben und unten, kann es leicht geschehen, dass er verrutscht und in der Folge schief sitzt.

- Entfernen Sie den Slip immer nach hinten (Rückenseite), um eine Verschmutzung im vorderen Genitalbereich zu vermeiden.

KÖRPERFERNE SYSTEME

Unter diesem Begriff fallen Betteinlagen oder Krankenunterlagen. Sie bieten einen optimalen Schutz für Bettwäsche und Matratze, stehen in verschiedenen Größen und als Einmalprodukte oder wiederverwendbare waschbare Krankenunterlagen zur Verfügung.

ABLEITENDE INKONTINENZHILFSMITTEL

Kondom-Urinale

Kondom-Urinale dürfen nur nach ärztlicher Abklärung und Anordnung angelegt werden! Sie sehen aus wie herkömmliche Kondome und werden auch genauso über den Penis gerollt. Sie sind an der Spitze offen und werden über einen Schlauch mit einem Auffangbeutel verbunden.

Dieser Auffangbeutel wird am Oberschenkel unter der Hose befestigt und ist für Außenstehende nicht zu sehen. Die Entleerung findet auf der Toilette statt. Öffnet man ein Ventil, lässt sich der Beutel unkompliziert leeren. Kondom-Urinale werden aus Latex oder latexfreien Materialien, in verschiedenen Größen und Längen und mit unterschiedlichen Befestigungsvarianten (Haftstreifen, selbsthaftend, mit Hautkleber haftend) angeboten. Zu jedem Produkt gibt es spezielle Schablonen oder Maßbänder. Um die richtige Größe festzustellen, wird an der stärksten Stelle am Penis gemessen. Vor dem Anbringen sollten die Schamhaare rasiert, die Haut gut gereinigt und sorgfältig getrocknet werden.

Die korrekte Pflege und Anwendung dieses Hilfsmittels muss erlernt werden. In der Regel können sich Angehörige oder der Betroffene selbst dieses Wissen recht schnell aneignen. Leider ist die Hemmschwelle bei der Entscheidung für ein Kondom-Urinal noch immer sehr hoch.

Falsche Anlegetechniken führen oft zu Misserfolgen und Frust bei den Patienten. Bei richtiger Anwendung wird die Lebensqualität jedoch enorm verbessert. Die Haut im Genitalbereich kommt nicht mit Harn in Berührung, ist somit vor Folgekomplikationen und Harngeruch weitgehend geschützt. Gleichzeitig wird die Pflegezeit verringert, da das Hilfsmittel nur einmal in 24 Stunden gewechselt wird. Aufwändige Pflegehandlungen (wie z.B. der Wechsel der aufsaugenden Produkte und deren Entsorgung) entfällt. Diese Faktoren sollten auch aus Kostengründen berücksichtigt werden.

Externe Urinableiter

Externe Urinableiter werden mit einer selbsthaftenden Hautschutzplatte (Hydrokolloid) im Genitalbereich angebracht. Das Produkt wird für

Frauen und Männer und als Stuhl-/Fäkalkollektor angeboten. Der Harn/Stuhl wird in einen dafür vorgesehenen Beutel mittels Schlauch abgeleitet.

Dieses Hilfsmittel ist nur für liegende Patienten geeignet, bietet aber gerade für Schwersterkrankte eine gute Alternative zu aufsaugenden Produkten. Es verhindert den direkten Hautkontakt mit Fäkalien und kann bis zu 48 Stunden durchgehend verwendet werden.

Genau wie das Kondom-Urinal darf auch der externe Urinableiter nur nach ärztlicher Abklärung und Anordnung angelegt werden. Auch hier muss die Pflege und Anwendung genau erlernt werden, sonst können falsche Anlegetechniken zu Misserfolgen und Frust führen.

KATHETER

Der Katheter ist ein unersetzbares, vielfach lebensrettendes Werkzeug der Medizin. Sein unsachgemäßer Gebrauch hingegen ist oft Ursache für Infektionen, die durchaus ernste Folgen nach sich ziehen können. Das ordnungsgemäße sterile Legen eines Katheters ist daher einem chirurgischen Eingriff gleichzusetzen. Man unterscheidet zwischen Einmalkathetern und Dauerkathetern. Letztere können über längere Zeiträume hinweg (bis zu einigen Wochen) in der Blase liegen.

Einmalkatheter

Diese kommen bei Laboruntersuchungen bzw. bei mehrmals täglich durchgeführtem Katheterismus (bei Blasenentleerungsstörung) zum Einsatz.

Das Material der Einmalkatheter besteht hauptsächlich aus PVC (Polyvinylchlorid) oder PU (Polyurethan). Die Katheter können unbeschichtet oder mit einem weichen rutschigen Belag (PVP = Polyvinylpyrrolidon) überzogen sein. Diese Beschichtung wird bei den meisten Kathetern mit sterilem Wasser (aqua bidest) oder steriler 0,9 %-Kochsalzlösung (NaCl 0,9 %) aktiviert. Beschichtete Katheter gewährleisten ein schonendes Einführen in die Harnröhre.

Die Größe von Kathetern wird in „äußerem Katheter-Durchmesser" oder „Kaliber" angegeben. In Europa lautet die Abkürzung dieser Größeneinheit CH (Charrière). 1 CH entspricht 1/3 mm.

Einmalkatheter kommen in der Regel in Größen zwischen CH 8–CH 12 zum Einsatz. Das gewählte Material hängt dabei von der Durchführungshäufigkeit ab. Für einen einmaligen Gebrauch können auch normale PVC-Katheter verwendet werden, da diese kostengünstiger sind. Bei mehrmals täglichem Gebrauch ist es jedoch empfehlenswert beschichtete Katheter zu verwenden, um die Harnröhre zu schützen.

Bei einer Blasenentleerungsstörung (z.B. Überlaufblase) ist mehrmals täglich eine Anwendung mit Einmalkatheter die beste Lösung. Dieser Katheter darf nur nach ärztlicher Anordnung von Pflegepersonen verwendet werden. Das Katheterisieren kann aber auch von Angehörigen oder Betroffenen unter kompetenter Anleitung leicht erlernt werden.

Dauerkatheter

Hier handelt es sich um Katheter, die über einen längeren Zeitraum (bis zu einigen Wochen) in der Blase verweilen. Daher werden sie oft auch als „Blasenverweilkatheter" bezeichnet. Zu diesen Kathetern gehören unter anderem der Harnröhren- und der Bauchkatheter.

Der Harnröhrenkatheter (transurethraler Dauerkatheter) ist mit einem aufblasbaren Ballon versehen, der den Katheter in der Blase fixiert und ein Herausrutschen verhindert. An den Dauerkatheter wird ein Schlauch mit Harnbeutel (Harnableitungssystem) angeschlossen.

Harnröhrenkatheter kommen zum Einsatz bei:

- Bilanzierungen (wichtig, um genaue Angaben über die Ausscheidungen zu machen)

- Vor, während und nach einer Operation (kurzfristig)

- Bei Überlaufinkontinenz (Restharn-Entleerung)

- Versorgung von nicht behandelbarer Inkontinenz

Bei der Anwendung von Harnröhrenkathetern ist jedoch Vorsicht geboten. Bei Kathetern, die länger in der

Harnröhre liegen, besteht ein sehr hohes Infektionsrisiko. Bei Untersuchungen wurde festgestellt, dass schon ab dem dritten Tag 30 % der Patienten Bakterien im Harn aufwiesen. Die Zahl stieg am 5. Tag auf ca. 80 % und am 8. Tag auf 100 %.

Diese Infektionsgefahr liegt darin begründet, dass der Katheter die Schleimhaut in der Harnröhre reizt. Diese produziert vermehrt Schleim (mukopurulentes Urethralsekret), der sich in der Folge an der Katheteroberfläche absetzt.

Zwischen Katheter und Schleimhaut entsteht ein geleeartiger Biofilm (Polysaccharidmatrix). Diese Schicht nutzen Bakterien als „Straße" in die Blase. Wie auf einer Autobahn wandern die Bakterien vom äußeren Genitalbereich in Richtung Blase. Der Biofilm schützt die Keime zudem vor Antibiotika und ermöglicht es den Bakterien eine Antibiotika-Resistenz zu enwickeln.

Keime oder Bakterien können aber auch bei nicht geschlossenen Systemen – also wenn der Katheter vom Harnbeutel getrennt wird – direkt über die Katheterinnenseite aufsteigen.

Das Material des Harnröhrenkatheters besteht meistens aus Silikon – einem formstabilen, chemisch inaktiven Material. Leider ist der Silikonkatheter im Gegensatz zu anderen Kathetermaterialien sehr teuer. Viel billiger sind die oft verwendeten Latexkatheter (gelb/orange), die mit einer Silikonschicht (z.B. Silkolatex) überzogen sind.

Verschiedene Untersuchungen haben aber gezeigt, dass diese Beschichtungen durch Harninhaltsstoffe in wenigen Tagen abgelöst werden und es zum direkten Anliegen von Latex an der Harnröhrenschleimhaut kommt – was Schädigung und Narbenbildung zur Folge hat und Harnröhrenverengungen auslösen kann. Manche Menschen leiden auch an einer Latexallergie.

Fazit: Wenn ein Katheter nur kurze Zeit (einige Tage) benötigt wird, kann die Versorgung ohne weiters mit einem billigen beschichteten Latexkatheter erfolgen. Ist jedoch eine Liegedauer von einigen Wochen zu erwarten, sollte unbedingt ein Silikonkatheter zum Einsatz kommen. Bei der Wahl der Größe sollte bei Dauerharnableitung immer die kleinstmögliche (zwischen 12–16 CH) gewählt werden. Diese Katheter dürfen nach ärztlicher Anordnung von Pflegepersonen gesetzt werden.

Bauchkatheter (suprapubische Blasenfistel)

Liegt die Harnableitung über mehrere Tage oder gar Wochen, bietet der Bauchkatheter (suprapubisch-perkutaner Blasenkatheter) gegenüber dem Harnröhrenkatheter entscheidende Vorteile, insbesondere in der Vorbeugung von Infektionen. Zudem sind durch die Umgehung der Harnröhre Harnröhrenverengungen (Stenosen), Harnröhrenentzündung (Urethritis), Prostataentzündungen (Prostatitis) sowie Nebenhodenentzündung (Epididymitis) ausgeschlossen.

Weitere Vorteile sind die Möglichkeit des spontanen Ausurinierens (Spontanmiktion) sowie die Möglichkeit, ein normales Sexualleben zu führen. Bei gut fixiertem Katheter ist der pflegerische Aufwand relativ gering, wobei sich der Bauchkatheter vor allem in Verbindung mit Beinbeuteln und Einwegventilen als pflegeleicht erwiesen hat.

Das Setzen eines Bauchkatheters erfolgt mittels Punktion durch die Bauchdecke und ist selbstverständlich nur von erfahrenen Ärzten durchzuführen. Damit ein solcher Katheter gesetzt werden kann, sind einige Faktoren zu berücksichtigen:

- Die Blasenfüllung soll ca. 350 ml betragen

- Bei der Ausscheidung soll der Harn klar sein

- Blutgerinnungsstörungen müssen abgeklärt bzw. ausgeschlossen sein

- Es sollten keine alten abgeheilten Verletzungen im Unterbauch oder Vernarbungen im Unterbauch (nach OP) vorliegen

- Es sollte keine Fettsucht vorliegen, da ansonsten die Bauchdecke zu dick wäre

Mögliche (aber selten auftretende) Komplikationen:

- Punktionsbedingtes Blut im Harn

- Fehlpunktion mit Verletzung benachbarter Organe

- Harnaustritt neben dem Katheter

Harnableitungen in einen Harnbeutel

Ob beim Kondom-Urinal oder bei Dauerkathetern – die Wahl des richtigen Harnbeutels ist entscheidend für die Lebensqualität des/der Betroffenen. Mittlerweile steht ein umfangreiches Angebot zur Verfügung.

Es gibt Harnbeutel für Gehende, die am Oberschenkel befestigt werden, und Harnbeutel für Rollstuhfahrer, die am Unterschenkel getragen werden. Für Liegende stehen sogenannte „Bettbeutel" zur Verfügung.

Die Art des verwendeten Harnableitungssystems (Harnbeutel) ist ein entscheidender Faktor für Infektionsrisiko. Grundsätzlich sollten nur geschlossene Systeme verwendet werden – die Verbindung zwischen Katheter und Sammelbeutel sollte also nicht auseinandergenommen werden. Der Harn wird am tiefsten Punkt über ein nicht nachtropfendes Ventil entleert.

SONSTIGE HILFSMITTEL

Harnflaschen, Leibschüsseln oder Leibstühle sind praktische Hilfsmittel für Menschen, die an einem Blasen- und/oder Darmproblem leiden und deren Bewegungsfreiheit eingeschränkt ist. Ohne aus dem Bett aufstehen oder den weiten Weg zur Toilette zurücklegen zu müssen, lässt sich mittels dieser Hilfsmittel das unangenehme Gefühl einer vollen Blase oder eines vollen Darms lindern.

Es gibt Harnflaschen, die speziell für Frauen oder Männer konzipiert sind. Sie fassen bis zu 1 Liter und können daher auch mehrmals verwendet werden. Auch Leib- oder Toilettstühle werden in verschiedenen Ausführungen – fix stehend oder beweglich mit Rädern – angeboten. Bewegliche Modelle sind dabei mit Vorsicht zu genießen: Sind die Räder nicht gut fixiert, kommt es oft zu Unfällen, da der Leibstuhl sehr leicht davonrutscht.

Bei den Harnflaschen gibt es neben den (aus Krankenhäusern und Pflegeeinrichtungen) bekannten Modellen auch Einmalprodukte bzw. zusammenfaltbare Modelle für unterwegs.

Analtampons

Bei leichter Stuhlinkontinenz (Stuhlschmieren) hat sich der Einsatz von Analtampons bewährt. Obwohl es viele verschiedene Modelle unterschiedlicher Anbieter gibt, sind nicht alle davon zu empfehlen.

In der Praxis hat sich eine weiche Ausführung bewährt, die wie ein Tampon eingeführt wird und sich im Enddarm entfaltet. Dieses Modell ist für die Betroffenen am angenehmsten und nahezu ohne störende Nebeneffekte anzuwenden.

Ähnlich wie ein Menstruationstampon kann es mittels eines „Rückholbandes" entfernt werden. Meistens geht der Analtampon jedoch beim nächsten bewussten Stuhlgang von selbst ab.

Alltag mit Inkontinenz

Wer erleben möchte, wie sehr alleine das Wort „Inkontinenz" Menschen schockiert, kann dies sehr einfach in einem vollen Wartezimmer herausfinden. Denn dort gibt es meistens ein vorherrschendes Thema: Die jeweiligen Leiden und Krankheiten, die die Leute zum Arztbesuch getrieben haben.

Obwohl sich dort in der Regel Patienten treffen, die sich nicht kennen und wenig miteinander zu tun haben, ergeben sich erstaunlicherweise recht offene Gespräche über Krebserkrankungen, Infektionskrankheiten, die man aus dem Urlaub mitgebracht hat, Operationsverläufe und Symptome diverser Erkrankungen.

Hier das Experiment:

Versuchen Sie doch einmal, mit dem Thema „Inkontinenz" in den Tenor der Leidensberichte einzusteigen. Sie werden sehr schnell merken, wie das Gespräch abflaut und sich die Beteiligten lieber ihren Zeitschriften widmen. Inkontinenz ist im Gegensatz zu anderen Erkrankungen kein „legitimes Leiden". Man spricht nicht gerne darüber. Man denkt nicht gerne daran. Man findet schwer aufmunternde Worte. Ja, manchen fällt es sogar schwer, Augenkontakt zu halten, wenn man dieses Thema anschneidet – selbst wenn man nicht als Betroffener darüber spricht.

Um den Alltag mit Inkontinenz meistern zu können, ist es daher sehr wichtig, sich nicht nur mit dem eigentlichen Problem, sondern auch mit seinen Begleiterscheinungen auseinanderzusetzen.

Die Vorbehalte der Menschen gegenüber dieser Erkrankung können Sie nicht beseitigen.

Sie können sich jedoch folgende Tatsachen bewusst vor Augen halten:

- Sie sind nicht schuld an Ihrem Problem!

- Sie sind nicht alleine mit Ihrem Problem!

- Sie sind nicht hilflos gegenüber Ihrem Problem!

- Aber auch: Ihr Problem wird nicht von alleine verschwinden!

Investieren Sie nicht Ihre Energien in Überlegungen, wie Sie Ihr Problem vor anderen verheimlichen können. Nützen Sie sie stattdessen, um möglichst rasch einen Arzt zu finden, der menschlich und fachlich Ihrem Problem gewachsen ist. Suchen Sie daher bei den ersten Anzeichen einer Ausscheidungsstörung die Hilfe von Experten (siehe „Welchen Arzt sollen Betroffene aufsuchen?" bzw. die Adressen im Anhang).

Zuerst zu Profis, dann zu Freunden!

Für viele Betroffene beginnt die „Öffnung" gegenüber anderen durch ein Outing bei Partner oder Partnerin, bei Freunden oder der Familie. Die traurige Wahrheit: Nur selten erntet man dort das Verständnis und den Rückhalt, den man sich insgeheim erwartet hat. Denn das, was für die Menschen im Wartezimmer gilt, gilt auch für den engsten Familien- und Freundeskreis: Viele sind von dem Thema schlichtweg überfordert und sehen sich unter Druck gesetzt, aktiv zur Lösung des Problems beitragen zu müssen bzw. bei der Verheimlichung des Problems zu Mitverschwörern zu werden. Das hat wenig mit mangelnder Zuneigung oder Freundschaft zu tun. Hier greift die gewaltige Energie des Tabus „Inkontinenz".

Es ist daher ratsam sich zunächst professionelle Hilfe zu holen, ehe man sich Menschen aus dem engsten Familien- und Freundeskreis anvertraut. Wenn man selbst über die eigene Situation und die Möglichkeiten, diese zu bewältigen, Bescheid weiß, tritt man nicht als ratloses und angsterfülltes „Opfer" vor andere, sondern als informierter, verantwortungsvoller und meistens auch zuversichtlicher Betroffener.

Zuhörer fühlen sich dann nicht mit scheinbaren Erwartungen an ihre eigene Person unter Druck gesetzt und wissen die Tatsache, bei dieser intimen Angelegenheit ins Vertrauen gezogen zu werden, besser zu schätzen.

Bleiben Sie konsequent!

Die angeordneten Therapiemaßnahmen stellen auch die Betroffenen selbst meistens vor völlig neue Herausforderungen. Das Bewusstsein derart konzentriert auf den eigenen Stoffwechsel oder auf den Beckenboden richten zu müssen, erscheint gerade am Anfang manchmal absurd und „falsch".

Sehr oft stellt sich auch zu Beginn der Therapie eine gewisse Frustration ein, weil man sich bewusst wird, dass eine Beschäftigung mit dem Thema fortan zum Leben dazugehört.

Doch jeder, der schon einmal eine Diät oder ein Training begonnen hat, weiß, dass jede Veränderung mit einem derartigen Gefühl einhergeht. Auch wenn man es sich nicht vorstellen kann: Der Weg zum lustvollen Erleben führt über Routine und klarerweise über den Erfolg. Bei vielen stellt sich schon nach relativ kurzer Zeit eine deutliche Verbesserung der Situation ein, was natürlich auch zu neuer Konsequenz beflügelt.

Motivierend wirkt es auch, wenn man sich eine möglichst angenehme Umgebung und möglichst barrierefreie Umstände schafft. Leicht zu öffnende Kleidung, bereitstehende Gehhilfen oder beseitigte Stolperfallen (z.B. Teppiche) verhindern wiederkehrenden Ärger.

Derartige Ratschläge werden üblicherweise auch im Rahmen einer professionellen Beratung ausgesprochen. Darüber hinaus kann dieses Buch keine allgemein gültigen Empfehlungen geben, da bei jedem und jeder Betroffenen individuelle Maßnahmen notwendig sind.

Alltag für Angehörige

Menschen zu begegnen, die an Inkontinenz leiden, ist speziell für Angehörige nicht nur eine körperliche, sondern vor allem eine seelische Belastung. Empfindungen wie Ekel, Ablehnung und Scham sind schon für sich gesehen unangenehm genug. Hinzu kommt jedoch oft ein schlechtes Gewissen, dass man diese negativen Emotionen einem geliebten Menschen gegenüber empfindet, der schuldlos in diese Situation geraten ist.

Um diese Aufgabe leichter bewältigen zu können, hilft möglichst profundes Wissen über die Krankheit und über die verfügbaren Hilfsmittel. Angehörige und Freunde von jüngeren Betroffenen haben in der Regel weniger Probleme mit dem Thema. Denn Inkontinenz in einem jüngeren Lebensalter haftet noch nicht der Nimbus des unabwendbaren Schicksals an. Sie wird eher als kurzfristige Funktionsstörung eingestuft, die relativ rasch zu beheben ist.

Bei älteren Betroffenen, die an Harn- oder Stuhlverlust leiden, ist die Situation weitaus schwieriger. Leben diese Personen auch noch in einem Haushalt, in dem sich die Erkrankung durch unangenehme Gerüche bemerkbar macht, erst recht. Und wenn es sich um einen nahe stehenden Verwandten – wie die eigenen Eltern oder Großeltern – handelt, baut sich automatisch eine große Hemmschwelle auf, wenn man es in Erwägung zieht, die Situation anzusprechen.

Unsere Eltern und Großeltern stammen aus Generationen, in denen noch andere Werte gelebt wurden und in denen das eigene Ansehen ungleich höher im Kurs stand als heute. Nicht umsonst finden sich in den Geschichten in diesem Buch einige Beispiele dafür, wie Familienoberhäupter das eigene „Nichtfunktionieren" bis zur Selbstverleugnung jahrzehntelang verheimlichten, weil sie Angst davor hatten, sofort ihren Status und den Respekt der Familie zu verlieren. Als „unrein" zu gelten, ist für diese Menschen gleichbedeutend mit Bloßstellung und eventueller Zurückweisung.

Angehörige zu erreichen erfordert viel Einfühlungsvermögen und Fingerspitzengefühl. Direkte Bemerkungen wie „in deiner Wohnung riecht es aber komisch" führen eher dazu, dass sich die Betroffenen noch weiter zurückziehen.

Keine falschen Schlüsse ziehen!

Besonders bei pflegebedürftigen Personen kommt es oft zu Missverständnissen, die eine ohnehin schwierige Situation noch mehr belasten: Oft wird das Einnässen von Bettlägrigen – begleitet von einer sichtlichen Ignoranz dieses Vorgangs – von den betreuenden Angehörigen als bewusste Provokation empfunden.

Auch wenn es vor der Toilettentür oder an anderen ungeeigneten Orten „passiert", wird das machmal missinterpretiert. Hierbei handelt es sich jedoch nicht um bewusste Handlungen oder eine Trotzreaktion des Betroffenen. Im Gegenteil: Niemals oder nur mit großen Hemmungen würden Menschen bewusst an ungeeigneter Stelle Harn lassen oder Stuhl absetzen. Und dennoch hat es genau diesen Anschein – vor allem,

wenn sich die Situation ein ums andere Mal wiederholt. In solchen Momenten geraten pflegende Angehörige schnell in einen Teufelskreis aus Schuldgefühlen und Überforderung, den sie ohne fremde Hilfe nicht mehr verlassen können.

Hier hilft nur professionelle Unterstützung sowie Aufklärung über die Entstehung dieser Probleme. Ein gut strukturierter Tagesablauf, Geduld sowie Besonnenheit und Akzeptanz den Betroffenen gegenüber bringt wieder Sicherheit in den Alltag.

Nicht immer ein Happy End

Obwohl die moderne Medizin Erstaunliches leistet, um die Lebensqualität der Betroffenen zu verbessern bzw. völlig wiederherzustellen, stößt sie manchmal noch immer an ihre Grenzen. In manchen Fällen führt auch die beste medizinische Abklärung nicht zur Heilung. Dann benötigen die Betroffenen weiterhin und zunehmend die Unterstützung ihrer Angehörigen. Pflege und Betreuung wird daher sehr oft ein wesentlicher Aspekt bleiben, der inkontinenten Menschen ein angemessenes Leben ermöglicht.

Anleitung zur richtigen Intimpflege

Dieses Kapitel mag vielleicht für viele etwas seltsam anmuten. Die jahrelangen Erfahrungen in den Beratungsstellen zeigen jedoch, dass hier quer durch alle Bevölkerungsschichten große Wissensdefizite vorliegen. Wie man den eigenen Körper und den eigenen Intimbereich zu pflegen hat, findet man noch immer üblicherweise im Selbstversuch heraus – und liegt damit sehr oft (und sehr lange) ziemlich falsch.

Tipps zur richtigen Hautpflege

Unsere Haut schützt uns vor Kälte, Hitze, Druck und dem Verlust von Wasser und Wärme. Durch einen Säureschutzmantel wirkt sie aktiv dem Eindringen fremder Keime entgegen. Daher ist bei der Hautpflege vorrangig darauf zu achten, dass dieser Säureschutzmantel erhalten bleibt. Wird die Haut verletzt, ist der Körper bestrebt, den verloren gegangenen Schutz so schnell wie möglich wieder herzustellen. Das „Reparaturteam" besteht aus vielen Zellen, die zum Teil über die Haut und zum Teil über das Blut an den Ort des Geschehens kommen und dort zusammenarbeiten.

Bei häufiger Körperpflege im Intimbereich (vor allem bei Menschen, die regelmäßig mit Harn und Stuhl verunreinigt sind) kommt es oft zur Zerstörung dieses Fett- und Säureschutzmantels. Besonders ältere Haut ist sehr anfällig für Defekte.

Doch auch bei jüngeren Menschen, die mehrere Tage hindurch an Durchfall leiden, wird die Haut im Afterbereich in Mitleidenschaft gezogen. Fast jeder kennt die typischen brennenden Schmerzen aus eigener Erfahrung.

Folgende Maßnahmen bei der Hautpflege im Intimbereich sollten immer beachtet werden:

- Das verwendete Wasser sollte nicht mehr als 37° C haben
- Bei der Reinigung nicht zu stark reiben

- pH-neutrale bis saure, rückfettende Waschlotionen verwenden

- Die Haut gut nachschwemmen und gut abtrocknen oder trocken tupfen

- Niemals zur täglichen Körperpflege im Genitalbereich Schleimhautdesinfektionsmittel verwenden. Diese Mittel sind nur bei Infektionen und nach ärztlicher Anordnung einzusetzen.

- Eincremen nach dem Waschen tut der Haut gut (Beschaffenheit der Haut bei der Auswahl der Creme beachten)

- Für junge oder sehr fettende Haut können Lotionen (Öl-in-Wasser-Emulsion, O/W-Emulsion) verwendet werden. Diese Pflegeprodukte ziehen sehr schnell in die Haut ein.

- Bei älterer oder belasteter Haut ist eine Wasser-in-Öl-Emulsion (W/O-Emulsion) zu empfehlen. Diese ist nachfettend und bietet einen guten Hautschutz.

- Damit die Haut im Genitalbereich durch Stuhl und Harn nicht geschädigt wird, kann eine sogenannte „Barrierecreme" angewendet werden. Diese ist rezeptfrei in Apotheken und in Sanitätsgeschäften erhältlich. Barrierecremen schützen die Haut, ohne die Hautatmung und den Wärmeaustausch zu beeinträchtigen.

- Achtung: Niemals Vaseline oder Melkfett verwenden! Diese verstopfen die Hautporen und behindern daher die natürliche Hautatmung und den Temperaturaustausch.

Intimhygiene

Bei der Frau:

Eine Reinigung der Scheide mit klarem Wasser und gegebenenfalls einer milden pH-neutralen Waschlotion ist völlig ausreichend. Ganz wichtig: Bei der Intimpflege immer von vorn nach hinten waschen. Anderenfalls können Krankheitserreger aus dem Darm leicht in die Scheide gelangen.

Verwenden Sie keinesfalls desinfizierende, antibakterielle Seifen.

Führen Sie niemals eigenständig Vaginalspülungen durch! Das kann das bakterielle Gleichgewicht der Scheide empfindlich stören. Dadurch können sich Krankheitserreger in der Scheidenschleimhaut ausbreiten und so die natürlichen Abwehrkräfte schwächen.

Bei Beschwerden verwenden Sie spezielle, vom Arzt angeordnete Waschzusätze. Bei Anfälligkeit für Pilzinfekte können Sie dem Wasser eventuell ein wenig Essig oder Zitronensaft beifügen.

Trocknen Sie sich nach dem Waschen sorgfältig ab (kein „Trockenrubbeln") und verwenden Sie unparfümierte, luftdurchlässige Slipeinlagen (ohne Plastikfolie), die Sie regelmäßig wechseln.

Beim Mann:

Penis, Hoden und After sind mit viel warmem Wasser und einer milden Seife oder einem Duschgel zu reinigen. Dabei muss die Vorhaut des Penis vollständig zurückgezogen werden, da sich sonst unter der Vorhaut leicht Bakterien sammeln und zu Entzündungen führen können.

Die Drüsen der Geschlechtsorgane unter der Vorhaut des Penis sondern bereits bei Knaben ein weißliches Sekret – das sogenannte Smegma – ab, das bei der Körperpflege entfernt werden muss. Es gibt spezielle Waschlotionen oder Babyseifen, welche die empfindliche Haut der Eichel schützen. Kann diese nicht vollständig zurückgezogen werden, liegt entweder eine Entzündung oder eine Vorhautverengung (Phimose) vor. Letztere muss in vielen Fällen durch einen kleinen chirurgischen Eingriff beseitigt werden, um immer wiederkehrende Entzündungen bzw. Schmerzen beim Urinieren oder beim Geschlechtsverkehr zu vermeiden.

Sollten Betroffene nicht in der Lage sein, sich selbst zu reinigen, muss dies von einer Pflegeperson durchgeführt werden. Pflege in diesem Bereich ist eine sehr heikle Angelegenheit und nicht jeder Angehörige (auch nicht jede Pflegeperson) sieht sich imstande, diese Intimpflege durchzuführen. Sie ist jedoch in jedem Fall notwendig, um Folgeerkrankungen (wie Harnwegsinfekte) zu vermeiden. Hier empfiehlt es sich, für die Körperpflege eine professionelle Hilfe zu organisieren.

▸ ANHANG

Harnentleerungsprotokoll
Adressen und Links

Harnentleerungsprotokoll

Anwendung/Zeitraum:

- Erstinformation und Ermittlung der Ist-Situation (durchgehend 48 Stunden)
- Nach Diagnosestellung zur Festlegung der Therapie (vom Arzt angeordneter Zeitraum – unbedingt durchgehend!)

Dokumentiert wird:

- Uhrzeit der Flüssigkeitsaufnahme
- Flüssigkeitsmenge
- Art der Flüssigkeit (Kaffee/Tee bzw. Wasser)
- Uhrzeit der Ausscheidung
- Harnmenge
- Auftreten eines Harndrangs
- Flüssigkeitsmenge, die über ein Hilfsmittel aufgefangen wurde (Vorlagengewichtstest, S. 172)

Tipps für die Praxis:

- Setzen Sie die Tage, in denen Sie das Protokoll führen wollen, überlegt an. Diese Tagen sollten Sie nach Möglichkeit zu Hause verbringen.
- Bereiten Sie die Tages-Trinkmenge in einem 1- oder 2-Liter-Gefäß zu, damit Sie genau dokumentieren können, welche Mengen Sie getrunken haben.
- Ermitteln Sie vorab das Fassungsvermögen Ihrer Kaffee- und Teetassen, um Trinkmengen richtig zu dokumentieren.
- Bereiten Sie eine Kanne mit Messskala vor, um die Menge der Ausscheidung exakt messen zu können. Stellen Sie diese in die Toilette und urinieren Sie ausschließlich in dieses Gefäß.
- Legen Sie das Protokoll offen zusammen mit einem Schreibgerät an eine gut sichtbare Stelle in der Wohnung.
- Bereiten Sie drei oder vier A4-Zettel mit der Info „Heute Protokoll!" vor und befestigen Sie die-

Name: .... Datum: .... Protokoll-Tag: 1 2 3 4 5 6 7

FLÜSSIGKEITSAUFNAHME					FLÜSSIGKEITSAUSSCHEIDUNG			
Uhrzeit	Trinkmenge ■ = 1/8 Liter (125 ml)	Kaffee/ Schwarz- tee	Wasser/ Kräuter- tee		Uhrzeit	Harnmenge ♦ = 125 ml (1/8 Liter)	Drang?	Harn im Hilfs- mittel
..... :		✓	✓		..... :		✓	...... ml
..... :		✓	✓		..... :		✓	...... ml
..... :		✓	✓		..... :		✓	...... ml
..... :		✓	✓		..... :		✓	...... ml
..... :		✓	✓		..... :		✓	...... ml
..... :		✓	✓		..... :		✓	...... ml
..... :		✓	✓		..... :		✓	...... ml
..... :		✓	✓		..... :		✓	...... ml
..... :		✓	✓		..... :		✓	...... ml
..... :		✓	✓		..... :		✓	...... ml
..... :		✓	✓		..... :		✓	...... ml
..... :		✓	✓		..... :		✓	...... ml
..... :		✓	✓		..... :		✓	...... ml
..... :		✓	✓		..... :		✓	...... ml
..... :		✓	✓		..... :		✓	...... ml
..... :		✓	✓		..... :		✓	...... ml
..... :		✓	✓		..... :		✓	...... ml

© 2011, Gisele Schön, Marco Seltenreich – „Inkontinenz - Ein mutmachender Ratgeber für Betroffene, Angehörige und Pflegende"

se gut sichtbar in der Toilette, in der Küche, im Wohnzimmer bzw. überall dort, wo Sie sich am Tag der Protokollführung aufhalten.

Mit dieser Vorbereitung sollte eine durchgehende Führung des Protokolls kein Problem sein. Wichtig: Behelfen Sie sich niemals mit Fantasiezahlen, falls Sie doch einmal Getrunkenes oder Ausgeschiedenes zu dokumentieren vergessen. Dieser Kniff könnte große Auswirkungen auf die Diagnosestellung haben. Falls Sie zu oft aufs Eintragen vergessen, ist es ratsamer, den Versuch abzubrechen und an einem anderen Tag ein neues Protokoll zu beginnen.

Adressen und Links

ÖSTERREICH

In folgenden Beratungsstellen sind Krankenpflegepersonen mit spezieller Ausbildung tätig, die professionelle Beratung bei Kontinenzproblemen anbieten können:

Wien

Wilheminenspital, Uro-Amb.
Montleartstr. 37, 1170 Wien
☎ +43 (0)1/49150-4814

KA Rudolfstiftung, Uro-Amb.
Juchgasse 25, 1030 Wien
☎ +43 (0)1/711 65-4811
Di 12–15 Uhr nach tel. Vereinb.

KH Hietzing mit
neurolog. Zentrum Rosenhügel
Wolkersbergenstr. 1, 1130 Wien
☎ +43 (0)1/80110-2870

Fonds Soziales Wien
Kontinenzberatung
Laudongasse 29–31, 1080 Wien
☎ +43 (0)1/4000-66503
Mo-Fr 7:30–15:30 Uhr
nach tel. Vereinb.
**Kostenlose Hausbesuche,
Telefon- und Internetberatung!**

Donauspital/SMZ-Ost
Chirurgie 52
Langobardenstr. 122, 1220 Wien
☎ +43 (0)1/28802-3327
nach tel. Vereinbarung

Adressen und Links

**BBC Bständig
Conference Center**
Ranftlgasse 9, 1170 Wien
☎ +43 (0)1/4855718-314
nach Terminvereinbarung

KH Barmherzige Schwestern
Stumpergasse 13, 1060 Wien
☎ +43 (0)1/59988-2310
nach tel. Vereinbarung

Pro WISTO
Kompetenzzentrum für Wundmanagement, Inkontinenz und Stoma
Pillergasse 24/E04, 1150 Wien
☎ +43 (0)699/12800110

AKH Wien
Patientenschulung 7c
Währingergürtel 18–20, 1090 Wien
☎ +43 (0)1/40400-6858

Salzburg

LKH Salzburg, St. Johanns-Spital
Urogyn. Amb., Kontinenzberatung
Müllner Hauptstr. 48, 5020 Salzburg
☎ +43 (0)662/4482-58600

KH Tamsweg
Bahnhofstr. 7, 5080 Tamsweg
☎ +43 (0)6474/7381-102

Allgem. öffentl. KH Hallein
Bürgermeisterstr. 34, 5400 Hallein
☎ +43 (0)1/6245/799-360

Landeskliniken Salzburg
Stoma Ambulanz Z-West
Müllner Hauptstr. 48, 5020 Salzburg
☎ +43 (0)662/4482-54084
nach tel. Vereinbarung

LKH Salzburg, Kinderchirurg. Abt.
Müllner Hauptstr. 48, 5020 Salzburg
☎ +43 (0)662/4482-57392
nach tel. Vereinbarung

Kärnten

LKH Klagenfurt, Stoma Ambulanz
St. Veiter Str. 47, 9020 Klagenfurt
☎ +43 (0)463/538-26265
nach tel. Vereinbarung

Steiermark

Beratungsstelle der GKK Stmk
Friedrichgasse 18, 8010 Graz
☎ +43 (0)316/8035-5580
nach tel. Vereinbarung

KH der barmherzigen Brüder
Amb. für Allg. Chirurgie, Prokt.
Stoma- und Kontinenzberatung
Marschallgasse 12, 8010 Graz
☎ +43 (0)316/7067-6750
nach tel. Vereinbarung

Volkshilfe Steiermark
Beratungsstelle für Inkontinenz
Albrechtgasse 7, 8010 Graz
☎ +43 (0)316/8960-80

Univ. Klinik Graz
Chirurgie
Auenbruggerplatz 29, 8036 Graz
☎ +43 (0)316/385-84325
Mo-Fr 7:30-11:30 Uhr
nach tel. Vereinbarung

Tirol

BKH Kufstein, Stoma Ambulanz
Endach 27, 6330 Kufstein
☎ +43 (0)5372/6966-3105
Mi nach tel. Vereinbarung

BKH Schwaz, Chir. 1
Svarowskistr. 1-3, 6130 Schwaz
☎ +43 (0)5242/600-2150 Uhr
nach tel. Vereinbarung

Univ.Klinik Innsbruck
Urologie 4.
St. Anichstr. 36, 6020 Innsbruck
☎ +43 (0)512/504-24860
nach tel. Vereinbarung

Vorarlberg

AKS Dornbirn
Chirurgie/Endosk.
Inkontinenzberatungsstelle
Färbergasse 13, 6850 Dornbirn
☎ +43 (0)5574/202-3000
nach tel. Vereinbarung

LKH Hohenems
Bahnhofstr. 31, 6845 Hohenems
☎ +43 (0)5576/703 2430
Mo-Fr nach tel. Voranmeldung

Adressen und Links

Fachambulanzen in Wien

Allgemeines Krankenhaus der Stadt Wien, Universitätscampus
Währinger Gürtel 18-20, 1090 Wien

Univ. Klinik für Frauenheilkunde
Uro-Gynäkologische Ambulanz
Ebene 8C
☎ +43 (0)1/40400-2804
nach tel. Vereinbarung

Kinderurologische Ambulanz
inkl. Kindersprechstunde, kindliche Harninkontinenz und Enuresis
Ebene 8D
☎ +43 (0)1/40400 – 2623

Donauspital/SMZ-Ost
Urogynäkologische Ambulanz
☎ +43 (0)1/288 02-3851

Univ. Klinik für Chirurgie bei Stuhlproblemen,
Rektumambulanz, Ebene 7C
☎ +43 (0)1/40400-6904

Krankenhaus der Barmherzigen Schwestern Wien
Darmambulanz/Chirurg. Abteilung
Terminvereinb. von 7:30–16 Uhr
Darmambulanz: Mo 12–14 Uhr
☎ +43 (0)1/599 88-3200

LINKS

Fachambulanzen Wien
 http://www.wienkav.at/kav/ambulanzliste.asp

Medizinische Kontinenzgesellschaft Österreich
 http://www.inkontinenz.at/hilfe/stellen.htm

Kontinenz- und StomatherapeutInnen Österreich
 http://www.kontinenz-stoma.at

Adressen und Links

DEUTSCHLAND

In Deutschland sind nahezu sämtliche Kontinenzberatungsstellen in Kliniken integriert. Im Unterschied zu Österreich wird Kontinenzberatung im Sinne einer Pflegeberatung kaum angeboten. Eine jeweils aktuelle Liste dieser Beratungsangebote ist online auf der Website der „Deutschen Kontinenz Gesellschaft" (http://www.kontinenz-gesellschaft.de) unter „Beratungsstellen und Zentren" zu finden.

Kontinenz- und Beckenboden-Zentrum Pirna
Struppener Str. 13, 01796 Pirna
✵ www.klinikum-pirna.de

Klinik für Urologie,
Leitung: Dr. Torsten Weirich
☎ +49 (0)3501-71185001
@ t.weirich.uro@klinikum-pirna.de

Klinik f. Gynäkologie-Geburtshilfe
Chefarzt: Dr. Klaus Haffner
☎ +49 (0)3501-7118-5213
@ k.haffner.gyn@klinikum-pirna.de

Kontinenz- und Beckenboden-Zentrum Aschersleben-Staßfurt
Eislebener Str. 7a, 06449 Aschersleben
✵ www.kkl-as.de

Frauenklinik,
Chefarzt: Dr. Günther Hasslbauer,
☎ +49 (0)3473-97-4200
@ g.hasslbauer@kkl-as.de

Urologische Klinik,
Chefarzt: Dr. Andreas Mersdorf
☎ +49 (0)3473-974000
@ a.mersdorf@kkl-as.de

Kontinenz- und Beckenboden-Zentrum St. Hedwig
Große Hamburger Str., 10115 Berlin
✵ www.alexius.de

Klinik für Urogynäkologie,
Chefarzt: Prof. Dr. Ralf Tunn
☎ +49 (0)30-2311-2106
@ r.tunn@alexius.de

Klinik für Urologie, Chefarzt:
Prof. Dr. Helmut H. Knispel
☎ +49 (0)30-2311-2623
@ h.knispel@alexius.de

Kontinenz- und Beckenboden-Zentrum Berlin, Franziskus-Krankenhaus
Budapester Str. 15-19, 10787 Berlin
✵ www.berliner-kontinenzzentrum.de
Klinik für Urologie und Urogynäkologie
Chefarzt: Prof. Dr. Manfred Beer
☎ +49 (0)30-2638-3801
@ urologie@franziskus-krankenhaus.de

Kontinenz- und Beckenboden-Zentrum Klinikum Neukölln-Berlin
Rudower Str. 48, 12351 Berlin
✵ www.vivantes.de

Adressen und Links

Klinik für Gynäkologie,
Direktor: PD Dr. Uwe Torsten
☎ +49 (0)30-6004-8131
@ uwe.torsten@vivantes.de

Urologische Klinik,
Leitender Oberarzt: Dr. W. Boeckmann
☎ +49 (0)30-13014-2091
@ wieland.boeckmann@vivantes.de

Zentrum f. Sozial-und Neuropädiatrie/DBZ,
Dr. Rainer Stiff
☎ +49 (0)30-13014-3721
@ rainer.stiff@vivantes.de

Klinik für Neurologie,
Chefarzt: Prof. Dr. Darius G. Nabavi
☎ +49 (0)30-13014 2020
@ darius.Nabavi@vivantes.de

Kontinenz- und Beckenboden-Zentrum, Humboldt-Klinikum Berlin
Am Nordgraben 2, 13509 Berlin
🌐 www.vivantes.de

Klinik für Gynäkologie und Geburtsmedizin,
Direktor: Prof. DDDr. Andreas D. Ebert
☎ +49 (0)30-13012-1261
@ huk.gynaekologie@vivantes.de

Klinik für Urologie,
Chefarzt: Dr. Jörg Haßelmann
☎ +49 (0)30-13012-1281
@ joerg.hasselmann@vivantes.de

Klinik für Neurologie,
Fachärztin: Dr. Hanim Akman
☎ +49 (0)30-13012-2246
@ hanim.akman@vivantes.de

Kontinenz- und Beckenboden-Zentrum Gemeinschaftskrankenhaus Havelhöhe
Kladower Damm 221, 14089 Berlin
🌐 www.havelhoehe.de
Gynäkologie und Geburtshilfe,
Leitende Ärztin: Dr. Cornelia Herbstreit
☎ +49 (0)30-36501-422
@ cherbstreit@havelhoehe.de

Urologische Klinik, VIVANTES Auguste-Viktoria Klinikum
Rubensstr. 125, 12157 Berlin
Chefarzt: Prof. Dr. Rainer Kuntz,
☎ +49 (0)30-13020-2541

Kontinenz- und Beckenboden-Zentrum Nauen
Ketziner Str. 21, 14641 Nauen
🌐 www.hvl-kliniken.de

Klinik für Gynäkologie und Geburtshilfe,
Leitende Oberärztin: Dr. Kerstin Aurich
☎ +49 (0)3321-42-140
@ kerstin.aurich@havelland-kliniken.de

Urologische Klinik,
Oberarzt: Dr. med. Salah Al-Dumaini
☎ +49 (0)3321-421260
@ salah.al-dumaini@hvl-kliniken.de

Klinik für Kinder- und Jugendmedizin,
Chefärztin: Dr. Kathrin Kintzel
@ kathrin.kintzel@havelland-kliniken.de

Kontinenz- und Beckenboden-Zentrum Brandenburg
Hochstr. 29, 14770 Brandenburg
🌐 www.klinikum-brandenburg.de

Adressen und Links

Klinik f. Urologie und Kinderurologie,
Chefarzt: Prof. Dr. Thomas Enzmann
☎ +49 (0)3381-41-1850
@ enzmann@klinikum-brandenburg.de

Klinik für Frauenheilkunde und Geburtshilfe,
Chefarzt: Dr. Peter Ledwon
☎ +49 (0)3381-411-400
@ ledwon@klinikum-brandenburg.de

Klinik für Kinder- und Jugendmedizin,
Chefarzt: Dr. Hans Kössel
☎ +49 (0)3381- 41-1800
@ kinderklinik@mail-klinikum-brandenburg.de

**Kontinenz- und Beckenboden-
Zentrum HELIOS, Klinik Bad Saarow**
Pieskower Str. 33, 15526 Bad Saarow
🌐 wwww.helios-kliniken.de

Klinik für Urologie,
Chefarzt: Dr. Jürgen Ruttloff
☎ +49 (0)33631-73166
@ juergen.ruttloff@helios-kliniken.de

Klinik für Frauenheilkunde u. Geburtshilfe,
Chefarzt: Dr. Marek Budner
☎ +49 (0)33631-73201
@ marek.budner@helios-kliniken.de

Neurologische Klinik,
Leitende Oberärztin: PD Dr. A. Sperfeld
☎ +49 (0)33631-73195
@ anne-dorte.sperfeld@helios-klinikum.de

**Kontinenz- und Beckenboden-
Zentrum Asklepios Klinikum Uckermark**
Auguststr. 23, 16303 Schwedt
🌐 www.asklepios.com

Urologische Klinik,
Chefarzt: Prof. Dr. Rüdiger Heicappell
☎ +49 (0)3332-532452
@ r.heicappell@asklepios.com

Frauenklinik,
Chefarzt: Dr. Andreas Kleina
☎ +49 (0)3332-532303
@ akleina@asklepios.com

Klinik für Geriatrie,
Chefarzt: Dipl.-Med. Harald Wulsche
☎ +49 (0)3332-530
@ h.wulsche@asklepios.com

Klinik für Neurologie,
Chefarzt: Dr. Alain Nguento
☎ +49 (0)3332-530
@ a.nguento@asklepios.com

Kontinenz-Zentrum Kiel
Arnold-Heller-Str. 3,
Haus 18, 24105 Kiel
🌐 www.urology-kiel.de

Klinik für Urologie und Kinderurologie,
Direktor: Prof. Dr. Klaus-Peter Jünemann
☎ +49 (0)431-597-4413
@ vz-urologie@uksh-kiel.de

Klinik für Gynäkologie und Geburtshilfe,
Stellvertr. Klinikdirektor:
Prof. Dr. Alexander Strauss
☎ +49 (0)431-597-2100
@ ufk-kiel@uk-sh.de

Klinik für Neurologie,
Direktor: Prof. Dr. Günther Deuschl
☎ +49 (0)431-597-8500
@ g.deuschl@neurologie-uni-kiel.de

**Kontinenz- und Beckenboden-
Zentrum Neumünster,
Friedrich-Ebert-Krankenhaus**
Friesenstr. 11, 24534 Neumünster
✺ www.fek.de

Urologische Klinik,
Chefarzt: Dr. Klaus Esders
☎ +49 (0)4321-405-2001
@ kontinenz-zentrum@fek.de

Frauenklinik,
Leitende Oberärztin: Dr. Svenja Thiele
☎ +49 (0)4321-405-2061
svenja.thiele@fek.de

Chirurgische Klinik,
Chefarzt: PD Dr. Nicholas T. Schwarz
☎ +49 (0)4321-405-2021

**Kontinenz- und Beckenboden-
Zentrum Klinikum Oldenburg**
Rahel-Straus-Str. 10, 26133 Oldenburg
✺ www.klinikum-oldenburg.de

Klinik für Urologie und Kinderurologie,
Direktor: Dr. Friedhelm Wawroschek
☎ +49 (0)441-403-2270
@ kontinenz-zentrum@klinikum-oldenburg.de

Oldenburger Frauenklinik,
Direktor: Prof. Dr. Eduard Malik
☎ +49 (0)441-403-2287
@ gynaekologie@klinikum-oldenburg.de

Klinik für Gastroenterologie,
Direktor: PD Dr. Hans Seifert
☎ +49 (0)441-403-2580
@ gastroenterologie@klinikum-oldenburg.de

Neuropädiatrie,
Klinikdirektor: Prof. Dr. Christoph Korenke
☎ +49 (0)441-403-2017
@ neuropaediatrie@klinikum-oldenburg.de

**Kontinenz- und Beckenboden-
Zentrum Bremen**
Senator-Weßling-Str. 1, 28277 Bremen
Leitender Arzt: Prof. Dr. H. Taylan Öney
☎ +49 (0)421-879-1243
@ kontinenz-zentrum@klinikum-bremen-ldw.de

Klinik für Kinder und Jugendliche,
Leiter: Dr. Christian Steuber
☎ 0421-879-0
@ christian-steuber@klinikum-bremen-ldw.de

Physikalische u. Rehabilitative Medizin,
Ärztl. Leiterin: Dr. Martina Krüger
☎ +49 (0)421-879-1762
@ martina.krueger@klinikum-bremen-ldw.de

**Kontinenz- und Beckenboden-
Zentrum Altmark, Stendal**
Wendstr. 31, 39576 Stendal
✺ www.genthin-stendal.krankenhaus.johanniter.de

Klinik f. Frauenheilkunde und Geburtshilfe,
Leitender OA: Dr. Andreas Neumann
☎ +49 (0)3931-666
@ a.neumann@jksdl.de

Klinik für Urologie,
Funktions-OA: Dr. Alexander Albrecht
☎ +49 (0)3931-661351
@ alexander.albrecht@jksdl.de

Adressen und Links

Klinik f. Allgemein- und Viszeralchirurgie,
Oberarzt: Dr. Detlef Giese
☎ +49 (0)3931-661 101
@ det.giese@t-online.de

Kinder- und Jugendklinik,
Oberärztin: Dipl. med. Marina Leschke,
☎ +49 (0)3931-66-8040
@ mleschke@jksdl.de

**Kontinenz- und Beckenboden-
Zentrum Mönchengladbach,
Kliniken Maria Hilf**
Viersener Str. 450, 41063 Mönchengladbach
🕸 www.mariahilf.de

Chefarzt: Dr. Albert Kaufmann
☎ +49 (0)2161-892-2851
@ kontinenz-zentrum@mariahilf.de

Urologische Klinik,
Chefarzt: PD Dr. Herbert Sperling
☎ +49 (0)2161-892-2301
@ herbert.sperling@mariahilf.de

Klinik für Neurologie,
Chefarzt: Prof. Dr. Jean Haan
☎ +49 (0)2161-892 3001
@ herfss@mariahilf.de

**Klinik für Gynäkologie und Geburtshilfe,
Evangelisches Krankenhaus BETHESDA**
Ludwig-Weber-Str. 18,
41061 Mönchengladbach
Chefarzt: Dr. Dominik Leitsch
☎ +49 (0)2161-981-2280
@ leitsch@bethesda-mg.de

**Kontinenz- und Beckenboden-
Zentrum Velbert/Wuppertal**
Robert-Koch-Str. 2, 42549 Velbert
🕸 www.klinikum-niederberg.de

Klinik für Urologie und Kinderurologie,
Leiter: Prof. Dr. Mark Goepel
☎ +49 (0)2051-982-1901
@ goepel@klinikum-niederberg.de

Frauenklinik,
Chefarzt: Dr. Gerd Degoutrie
☎ +49 (0)2051-982-1701
@ degoutrie@klinikum-niederberg.de

**Kontinenz- und Beckenboden-
Zentrum Dortmund**
Beurhausstr. 40, 44137 Dortmund
🕸 www.klinikumdo.de

Frauenklinik d. Städt. Kliniken Dortmund,
Direktor: Prof. Dr. Thomas Schwenzer
☎ +49 (0)231-953-21480
@ profthomas.schwenzer.dortmund@
t-online.de

Urologische Klinik, Klinkum Dortmund,
Direktor: Prof. Dr. Michael C. Truß
☎ +49 (0)231-953-18701
@ michael.truss@klinikumdo.de

Chirurgische Klinik, Klinikum Dortmund,
Direktor: Prof. Dr. Dietrich Löhlein
☎ +49 (0)231-953-2430
@ dietrich.loehlein@klinikumdo.de

Neurologische Klinik, Klinikum Dortmund,
Direktor: Prof. Dr. Michael Schwarz
☎ +49 (0)231-953-21810
@ michael.schwarz@klinikumdo.de

Klinik für Kinderchirurgie,
Direktor: Dr. Andreas Leutner
☎ +49 (0)231-953-21630
@ andreas.leutner@klinikumdo.de

**Kontinenz- und Beckenboden-
Zentrum Essen, Universitätsklinikum**
Hufelandstr. 55, 45122 Essen
🌐 www.uk-essen.de

Klinik u.Poliklinik f. Urologie, Kinderurologie
und Urologische Onkologie,
Direktor: Prof. DDr. Herbert Rübben
☎ +49 (0)201-723-3211
@ herbert.ruebben@uni-essen.de

Klinik für Frauenheilkunde u. Geburtshilfe,
Direktor: Prof. Dr. Rainer Kimmig
☎ +49 (0)201-723-2440
@ poliklinik.gynaekologie@uk-essen.de

Klinik für Kinderheilkunde II,
Direktor: Prof. Dr. Peter Hoyer
☎ +49 (0)201-723-2810
@ peter.hoyer@uni-essen.de

**Kontinenz- und Beckenboden-
Zentrum Essen-Ruhr**
Alfried-Krupp-Str. 21, 45131 Essen
🌐 www.krupp-krankenhaus.de

Klinik für Urologie, OA: Christian Baermann
☎ +49 (0)201-8051132
@ urologie@krupp-krankenhaus.de

Klinik f. Frauenheilkunde und Geburtshilfe,
Chefarzt: PD Dr. Hans-Joachim Strittmatter,
☎ +49 (0)201-434-2382
@ gynäkologie@krupp-krankenhaus.de

Klinik für Chirurgie I,
Leitender Arzt: Prof. Dr. Michael Betzler
☎ +49 (0)201-434 2379
@ michael.betzler@krupp-krankenhaus.de

**Kontinenz- und Beckenboden-Zentrum
Oberhausen, Evang. Krankenhaus**
Virchowstr. 20, 46047 Oberhausen
🌐 www.eko.de

Klinik für Urologie,
Chefarzt: Prof. Dr. Klaus Höfner
☎ +49 (0)208-8811221
@ klaus.hoefner@eiko.de

Klinik für Frauenheilkunde,
Chefarzt: Prof. Dr. Stephan Böhmer
☎ +49 (0)208-881-4209
@ stephan.boehmer@eko.de

Klinik für Kinderchirurgie,
Chefarzt: Dr. Bülent Engec
☎ +49 (0)208-881-1131
@ buelent.engec@eko.de

**Kontinenz- und Beckenboden-Zentrum
Bocholt-Borken, St. Agnes-Hospital**
Barloer Weg 125, 46397 Bocholt
🌐 www.st-agnes-bocholt.de

Klinik für Gynäkologie und Geburtshilfe,
Chefarzt: PD Dr. Gregor Westhof
☎ +49 (0)2871-20-2961
@ gynaekologie@st-agnes-bocholt.de

Klinik für Urologie und Kinderurologie,
Chefarzt: PD Dr. med. Frank Oberpenning
☎ +49 (0)2871-202 931
@ urologie@st-agnes-bocholt.de

Adressen und Links

**Kontinenz- und Beckenboden-Zentrum
St. Josef Krankenhaus Moers**
Asberger Str. 4, 47441 Moers
🕸 www.st-josef-moers.de

Abt. f. Gynäkologie und Geburtshilfe,
Chefarzt: Dr. Jens Pagels
☎ +49 (0)2841-107-2430
@ gyn.pagels@st-josef-moers.de

Urologische Abteilung,
Chefarzt: Dr. Michael Reimann
☎ +49 (0)2841-1072488
@ ur.reimann@st-josef-moers.de

Neurologische Abteilung,
Chefarzt: Dr. Hans-Werner Scharafinski
☎ 02841-107 2460

**Kontinenz- und Beckenboden-Zentrum
HELIOS Klinikum Krefeld**
Lutherplatz 40, 47805 Krefeld
🕸 www.helios-kliniken.de

Klinik für Urologie und Kinderurologie,
Oberarzt: Dr. Ralf Ommeln
☎ +49 (0)2151-32-2275
@ ralf.ommeln@helios-kliniken.de

Frauenklinik,
Leitender Oberarzt: Dr. Waldemar Poleska
☎ +49 (0)2151-32-2201
@ waldemar.poleska@helios-kliniken.de

**Kontinenz- und Beckenboden-
Zentrum Rheine, Mathias-Spital Rheine**
Frankenburgstr. 31, 48431 Rheine
🕸 www.mathias-spital.de

Frauenklinik,
Oberärztin: Dr. Beate Heitmann
☎ +49 (0)5971-421901
@ b.Heitmann@mathias-spital.de

Urologie,
Oberarzt: Dr. Frank Menningen
☎ +49 (0)5971-421501
@ f.menningen@mathias-spital.de

Pädiatrie,
Dr. Christoph Schäper
☎ +49 (0)5971-421 701
@ c.schaeper@mathias-spital.de

**Kontinenz- und Beckenboden-Zentrum
Köln, Heilig-Geist-Krankenhaus**
Graseggerstr. 105, 50737 Köln-Longerich
🕸 www.hgk-koeln.de

Gynäkologie und Geburtshilfe,
Chefarzt: Prof. Dr. Heinrich Fendel
☎ +49 (0)221-7491-8289
@ fendel@hgk-koeln.de

Urologie,
Chefarzt: PD Dr. Moritz Braun
☎ +49 (0)221-749-18264
@ braun@hgk-koeln.de

Neurologische Klinik,
Chefärztin: PD Dr. Hela-F. Petereit
☎ +49 (0)221-7491-8421
@ petereit@hgk-koeln.de

Kontinenz- und Beckenboden-Zentrum, Universitätsklinikum Aachen
Pauwelstr. 23, 52074 Aachen
🕾 www.ukaachen.de

Urologische Klinik,
Oberärztin: PD Dr. Ruth Kirschner-Hermanns
☎ +49 (0)241-8080068
@ kontinenz-aachen@web.de

Frauenklinik,
Oberärztin: Dr. Laila Najjari
☎ +49 (0)241-808-6714
@ lnajjari@gmx.de

Kinderpoliklinik,
Oberärztin:
Dr. Claudia Stollbrink-Peschgens
☎ +49 (0)241-8088773
@ c.stollbrink-peschgens@uka.aachen.de

Kontinenz- und Beckenboden-Zentrum Würselen
Dr. Hans Böckler-Platz 1, 52146 Würselen
🕾 www.mz-ac.de

Klinik für Urol. und Kinderurologie,
Chefarzt: Prof. Dr. Thomas A. Vögeli
☎ +49 (0)2405-801-1271
@ voegeli@mz-ac.de

Klinik für Neurologie,
Chefarzt: Prof. Dr. Christoph Kosiniski,
☎ +49 (0)2405-8011307
@ christoph.kosinski@mz-ac.de

Medizinisches Zentrum Kreis Aachen
Mauerfeldchen 25, 52146 Würselen
Klinik für Gynäkologie und Geburtshilfe,
Chefarzt: Dr. Ion-Andrei Müller-Funogea
☎ +49 (0)2405-62-3363
@ andrei.mueller-funogea@mz-ac.de

Kontinenz-und Beckenboden-Zentrum Mechernich
St.Elisabeth-Str. 2–6, 53894 Mechernich
🕾 www.kreiskrankenhaus-mechernich.de

Urologie,
Chefarzt: Dr. Vilmos Nagy
☎ +49 (0)2443-17-1501
@ sekretariat-urologie@KKHM.de

Abt. für Frauenheilkunde,
Chefarzt: Prof. Dr. Matthias Winkler
☎ +49 (0)2443-17-1551
@ info@kreiskrankenhaus-mechernich.de

Abt. für Kinder und Jugendmedizin (1, 2),
Chefarzt: Dr. Herbert Schade
☎ +49 (0)2443-17-1401
@ dr.schade@gmx.net

Kontinenz- u. Beckenboden-Zentrum Trier, Krankenhaus der Barmherzigen Brüder
Nordallee 1, 54291 Trier
🕾 www.bk-trier.de
Abteilung für Urologie und Kinderurologie,
Oberärztin: Dr. Silvia Salm
☎ +49 (0)651-208-2681
@ s.salm@bk-trier.de

Adressen und Links

Marienkrankenhaus Trier-Ehrang
August-Antz-Str. 22, 54293 Trier
🕸 www-marienkrankenhaus-ehrang.de
Abt. Gynäkologie und Geburtshilfe,
Oberärztin: Dr. Miriam Schellmann-Kress
☎ +49 (0)651-683-210
@ m.schellmann-kress@tre.st-elisabeth.de

**Kontinenz- und Beckenboden-
Zentrum Mainz, Universitätsklinikum**
Langenbeckstr. 1, 55131 Mainz
🕸 www.klinik.uni-mainz.de

Urologische Klinik und Poliklinik,
Prof. Dr. Joachim W. Thüroff
☎ +49 (0)6131-172429
@ thueroff@urologie.klinik.uni-mainz.de

Klinik für Gynäkologie und Geburtshilfe,
Prof. Dr. Dr. h.c. Heinz Kölbl
☎ +49 (0)6131-17-7311
@ koelbl@frauen.klinik.uni-mainz.de

Pädiatrische Nephrologie,
Oberarzt: PD Dr. Rolf Beetz
☎ +49 (0)6131-17-1
@ beetz@kinder.klinik.uni-mainz.de

**Kontinenz- und Beckenboden-
Zentrum Witten-Herdecke**
Marienplatz 2, 58452 Witten
🕸 www.marien-hospital-witten.de

Frauenklinik
Chefarzt: Prof. Dr. Wolfgang Hatzmann
☎ +49 (0)2302-173-1323
@ hatzmann@marien-hospital-witten.de

Chirurgische Klinik,
Chefarzt: PD Dr. Metin Senkal
☎ +49 (0)2302-173-1203
@ senkal.@marien-hospital-witten.de

Medizinische Klinik Gastroenterologie,
Oberarzt: Dr. Niklas Jollet
☎ +49 (0)2302-173-1303
@ jollet@marienhospital-witten.de

Klinik für Urologie und Kinderurologie
Heusnerstr. 40, 42283 Wuppertal
Chefarzt: Prof. Dr. Stephan Roth,
☎ +49 (0)202-8963403

**Kontinenz- und Beckenboden-
Zentrum Hagen-Witten**
Pferdebachstr. 27, 58455 Witten
🕸 www.evk-witten.de
Urologische Klnik,
Chefarzt: Dr. Andreas Wiedemann
☎ +49 (0)2302-175-2521
@ urologie@diakonie-ruhr.de

**Frauenklinik,
Ev. Krankenhaus Hagen-Haspe,**
Brusebrinkstr. 20, 58135 Hagen
Chefärzte: Dr. Jacek Kociszewski,
Dr. Marie-Theres Vogel
☎ +49 (0)2331-4762601
@ urogyn@evk-haspe.de

**Kontinenz- und Beckenboden-
Zentrum Wiesbaden, St. Josefs-Hospital,**
Beethovenstr. 20, 65189 Wiesbaden
🕸 www.joho.de/

Frauenklinik,
Chefarzt: Prof. Dr. Gerald Hoffmann
☎ +49 (0)611-1771502
@ ghoffmann@joho.de

Dr. Horst-Schmidt-Kliniken,
Ludwig-Ehrhardt-Str. 100,
65199 Wiesbaden
🌐 www.hsk-wiesbaden.de

Klinik für Urologie u. Kinderurologie,
Direktor: Prof. Dr. Klaus Kleinschmidt
☎ +49 (0)611-43-2403
@ klaus.kleinschmidt@hsk-wiesbaden.de

Neurologische Klinik,
Direktor: Prof. Dr. Gerhard Hamann
☎ +49 (0)611-43-2376
@ gerhard.hamann@hsk-wiesbaden.de

**Kontinenz- und Beckenboden-
Zentrum Rüsselsheim**
August-Bebel-Str. 59, 65428 Rüsselsheim
🌐 www.gp-ruesselsheim.de

Urologische Klinik,
Chefarzt: Dr. Marcus Benz,
☎ +49 (0)6142-881362
@ inkontinenz@gp-ruesselsheim.de

Frauenklinik,
Chefarzt: PD Dr. Eric Steiner
☎ +49 (0)6142-88-1316
steiner@gp-ruesselsheim.de

Klinik für Kinder und Jugendmedizin,
Chefarzt: Dr. Bernd Zimmer
☎ +49 (0)6142-88-1391
@ zimmer@gp-ruesselsheim.de

**Kontinenz- und Beckenboden-
Zentrum Main-Taunus**
Kronberger Str. 36, 65812 Bad Soden

Urologische Klinik,
Chefarzt: PD Dr. Wolfgang Kramer
☎ +49 (0)6196-657701
@ wkramer@kliniken-mtk.de

Gynäkologisch-geburtshilfliche Klinik,
Chefarzt: Dr. Dietrich Mosch
☎ +49 (0)6196-657801
@ dmosch@kliniken-mtk.de

Kontinenz-Zentrum Neunkirchen/Saar,
Städt. Krankenhaus Neunkirchen
Brunnenstr. 20, 66538 Neunkirchen

Urologische Abteilung,
Prof. Dr. Schahnaz Alloussi
☎ +49 (0)6821-18-2501
@ schahnaz.alloussi@krh-nk.de

Neurologische Abteilung,
Leitender Arzt: Dr. Volkmar Fischer
☎ +49 (0)6821-18-2701
@ volkmar.fischer@krh-nk.de

**Kontinenz- und Beckenboden-Zentrum
am Klinikum der Stadt Ludwigshafen**
Bremserstr. 79, 67063 Ludwigshafen
🌐 www.klilu.de

Institut für Physikalische und
Rehabilitative Medizin,
Direktorin: PD Dr. Ines-Helen Pages
☎ +49 (0)621-503-3650
@ ktz@klilu.de

Adressen und Links

Urologische Klinik,
Direktor: Prof. Dr. Markus Müller
☎ +49 (0)621-503-4401
@ uro@klilu.de

Frauenklinik,
Direktor: Prof. Dr. Wolfgang Weikel
☎ +49 (0)621-503-3250
@ weikelw@klilu.de

Neurologische Klinik,
Facharzt: Dr. Joachim Wolf,
☎ +49 (0)621-503-4205
@ wolf@klilu.de

Kontinenz-Zentrum am Universitätsklinikum Mannheim
Theodor-Kutzer-Ufer 1-3, 68135 Mannheim
🌐 www.umm.de
Dr. Axel Häcker
☎ +49 (0)621-383-3349
@ axel.haecker@umm.de

Kontinenz- und Beckenboden-Zentrum Universitätsklinikum Heidelberg
Im Neuenheimer Feld 110,
69120 Heidelberg
🌐 www.klinikum.uni-heidelberg.de

Urologische Klinik,
Ärztl. Direktor: Prof. Dr. Markus Hohenfellner
☎ +49 (0)6221-566327
@ hohenfellner@med.uni-heidelberg.de

Klinik für Kinderheilkunde,
Oberarzt: Dr. Guido Engelmann
☎ +49 (0)6221-56-2311
@ guido.engelmann@med.uni-heidelberg.de

Abteilung für Allgemeine Gynäkologie und Geburtshilfe der Frauenklinik, Universitätsklinikum Heidelberg,
Voßstr. 9, 69115 Heidelberg
Oberärztin: Dr. Annette Maleika-Rabe
☎ +49 (0)6221-56-37868
@ annette.maleika@med.uni-heidelberg.de

Geriatrisches Zentrum, Bethanien-Krankenhaus,
Rohrbacher Str. 149, 69126 Heidelberg
🌐 www.bethanien-heidelberg.de
Oberarzt: Dr. Nikolai Wezler
☎ +49 (0)6221-319-172
@ wwezler@bethanien-heidelberg.de

Kontinenz- und Beckenboden-Zentrum Universitätsklinikum Tübingen
Hoppe-Seyler-Str. 3, 72076 Tübingen
🌐 www.uro-uni-tuebingen.de
Klinik für Urologie,
Ärztl. Direktor: Prof. Dr. Arnulf Stenzl
☎ +49 (0)7071-29-85084
@ urologie@med.uni-tuebingen.de

Urogynäkologie der Frauenklinik, Universitätsklinikum Tübingen,
Calwer Str. 7, 72076 Tübingen
Leitende Oberärztin:
Prof. Dr. Christel Reisenauer
☎ +49 (0)7071-2986211
@ christl.reisenauer@med.uni-tuebingen.de

Neurochirurgie,
Direktor: Prof. Dr. Marcos Tatagiba
☎ +49 (0)7071-29-80325
@ marcos.tatagiba@med.uni-tuebingen.de

Adressen und Links

Kontinenz- und Beckenboden-Zentrum Heilbronn SLK Kliniken
Am Plattenwald 1, 74177 Bad Friedrichshall
✳ www.urologie-heilbronn.de
✳ www.slk-kliniken.de

Abteilung Urologie,
Chefarzt: Prof Dr. Burkhard von Heyden
☎ +49 (0)7136-28-1562
@ burkhard.vonheyden@slk-kliniken.de

Gynäkologie und Geburtshilfe,
Chefarzt: Dr. Ulrich Schlembach
☎ +49 (0)7136-281441
@ ulrich.schlembach@slk-kliniken.de

Urologische Klinik, Klinikum Am Gesundbrunnen
Am Gesundbrunnen 20–26,
74078 Heilbronn
Ärztl. Direktor: Prof. Dr. Jens Rassweiler
☎ +49 (0)7131-492400
@ jens.rassweiler@slk-Kliniken.de

Frauenklinik,
Direktor: Prof. Dr. Reinhard Hackenberg,
☎ +49 (0)7131-493499
@ reinhard.hackenberg@slk-kliniken.de

Chirurgische Klinik,
Direktor: Prof. Dr. Egbert Hagmüller
☎ +49 (0)7131-493300
@ egbert.hagmueller@slk-kliniken.de

Klinik für Neurologie,
Chefarzt: Dr. Burckhardt Eppinger
☎ +49 (0)7134-175-1200
@ b.eppinger@klinikum-weissenhof.de

Kontinenz- und Beckenboden-Zentrum Villingen-Schwenningen
Röntgenstr. 20,
78054 Villingen-Schwenningen
✳ www.sbk-vs.de
Klinik für Urologie und Kinderurologie,
Direktor: Prof. Dr. Alexander Lampel
☎ +49 (0)7720-93-2401
@ uro.alexander.lampel@sbk-vs.de

Schwarzwald-Baar-Klinikum,
Vöhrenbacher Str. 23,
78050 Villingen-Schwenningen

Klinik für Frauenheilkunde und Geburtshilfe,
Direktor: Prof. Dr. Wolfgang Zieger
☎ +49 (0)7721-93-3101
@ fra.wolfgang.zieger@sbk-vs.de

Klinik f. Kinderheilkunde u. Jugendmedizin,
Direktor: PD Dr. Matthias Henschen
☎ +49 (0)7721-93-3501
@ kin@sbk-vs.de

Klinik für Neurologie,
Direktor: Prof. Dr. Hubert Kimmig
☎ +49 (0)7720-93-2201
@ neu@sbk-vs.de

Kontinenz und Beckenboden-Zentrum Universitätsklinikum Freiburg
Hugstetterstr. 55, 79106 Freiburg

Urologische Abteilung,
Oberarzt: Dr. Arndt Katzenwadel
☎ +49 (0)761-270-2893
@ arndt.katzenwadel@uniklinik-freiburg.de

Abt. Frauenheilkunde und Geburtshilfe,
Oberarzt: PD Dr. Boris Gabriel
☎ +49 (0)761-270-3025
@ boris.gabriel@uniklinik-freiburg.de

Koloproktologie und Allgem. Chirurgie,
Leitung: Prof. Dr. Günther Ruf
☎ +49 (0)761-270-2697
@ guenther.ruf@uniklinik-freiburg.de

Neurologische Klinik,
Dr. Anna Gorsler
☎ +49 (0)761-270-5348
@ anna.gorsler@uniklinik-freiburg.de

**Kontinenz- und Beckenboden-
Zentrum München/Bogenhausen**
Denninger Str. 15, 81679 München
www.bbzmuenchen.de

Urologie,
Dr. Almuth Angermund
☎ +49 (0)89-92794-1370
@ angermund@bbzmuenchen.de

Gynäkologie/Urogyn, Chirurgische Klinik,
Chefärztin: PD Dr. Ursula Peschers
☎ +49 (0)89-92794-1370
@ peschers@bbzmuenchen.de

Urogenitale Chirurgie,
Schwerpunkt Beckenbodenchirurgie,
Chefarzt: Dr. Bernhard Liedl
☎ +49 (0)89-92794-1522
@ liedl@bbzmuenchen.de

Abt. Physikalische Medizin,
Leitender Arzt: Dr. Thomas Harbich
☎ +49 (0)89-92794-551

**Kontinenz- und Beckenboden-
Zentrum Klinikum Memmingen**
Bismarckstr. 23, 87700 Memmingen
www.klinikum-memmingen.de

Klinik für Urologie,
Chefarzt: Prof. Dr. Peter Schneede
☎ +49 (0)8331-702373
@ schneede.peter@klinikum-memmingen.de

Klinik für Gynäkologie und Geburtshilfe,
Chefarzt: PD Dr. Felix Flock
☎ +49 (0)8331-702257
@ flock.felix@klinikum-memmingen.de

Klinik f. Kinder- u. Jugendmedizin,
Oberarzt: Dr. Ralf Pallacks
☎ +49 (0)8331-702300
@ dr.pallacks@kinderklinik-memmingen.de

**Kontinenz- und Beckenboden-
Zentrum Klinikum Nürnberg**
Prof.-Ernst-Nathan-Str. 1, 90419 Nürnberg
www.kontinenzzentrum-nuernberg.de

Urologische Klinik,
Chefarzt: Prof. Dr. Christian Bornhof
☎ +49 (0)911-398-2580
@ kontinenzzentrum@klinikum-nuernberg.de

Klinik für Frauenheilkunde,
Chefärztin: Prof. Dr. Cosima Brucker
☎ +49 (0)911-398-2222
@ cosima.brucker@klinikum-nuernberg.de

Kontinenz- und Beckenboden-Zentrum Caritas, Krankenhaus St. Josef
Landshuter Str. 65, 93053 Regensburg
✦ www.caritasstjosef.de

Klinik u. Poliklinik für Urologie,
Leit. Oberarzt: Prof. Dr. Wolfgang Rößler
☎ +49 (0)941-782-3510
@ wroessler@caritasstjosef.de

Klinik u. Poliklinik f. Frauenheilkunde,
Oberärztin: Dr. Annemarie Hellfeier
☎ +49 (0)941-782-3410
@ ahellfeier@caritasstjosef.de

Kontinenz- und Beckenboden-Zentrum Klinikum der Sozialstiftung Bamberg
Buger Str. 80, 96049 Bamberg
✦ www.sozialstiftung-bamberg.de

Klinik für Urologie und Kinderurologie,
Chefarzt: PD Dr. Karl Weingärtner
☎ +49 (0)951-503-12001
@ urologie@sozialstiftung-bamberg.de

Operative Gynäkologie – Frauenklinik,
Leit. Abteilungsarzt: Dr. Ralf Adrion
☎ +49 (0)951-503-12630
@ ralf.adrion@sozialstiftung-bamberg.de

Klinik f. Kinderheilkunde u. Jugendmedizin,
Prof. Dr. Karl-Heinz Deeg
☎ +49 (0)951-503-12700
@ karl-heinz.deeg@klinikum.bamberg.de

Kontinenz- und Beckenboden-Zentrum Coburg-Sonneberg
Ketschendorfer Str. 33, 96450 Coburg
✦ www.klinikum-coburg.de

Klinik f. Urologie und Kinderurologie,
Chefarzt: Prof. Dr. Dr. Walter L. Strohmaier
☎ +49 (0)9561-226301
@ walter.strohmaier@klinikum-coburg.de

Frauenklinik,
Chefarzt: Dr. Hermann Zoche
☎ +49 (0)9561-22-6381
@ hermann.zoche@klinikum-coburg.de

MEDINOS Kliniken d. LK Sonneberg GmbH
Neustadter Str. 61, 96515 Sonneberg
Klinik Gynäkologie und Geburtshilfe,
Chefarzt: Dr. Jens Reimann
☎ +49 (0)3675-821-221
@ jens.reimann@medinos-kliniken.de

Medical Park Rodach,
Kurring 16, 96476 Bad Rodach
Neurologie,
Chefarzt: Prof. Dr. Stefan Hesse
☎ +49 (0)9564-93-1525
@ s.hesse@medicalpark.de

Eine sehr aktive Online-Community und Hilfestellung bei der Suche nach den richtigen Beratungsangeboten findet man auch hier:

Selbsthilfeverband Inkontinenz e.V.
Bahnhofstraße 14, 86150 Augsburg
✦ www.selbsthilfeverband-inkontinenz.org
☎ +49 (0)821-31983790

SCHWEIZ

In der Schweiz existiert keine offizielle Liste von Kontinenz-Beratungsstellen. In vielen Universitäts- und Kantonsspitälern sind Beckenbodenzentren integriert, in denen Kontinenz-Beratung angeboten wird. Viele Schweizer Stomatherapeut-Innen bieten auch Inkontinenzberatung an. Nähere Information finden Sie u.a. hier:

Gesellschaft für Inkontinenzhilfe
Bruggenmattweg 32,
8906 Bonstetten
@ info@inkogesellschaft.ch
www.inkogesellschaft.ch

Schweizerische Gesellschaft für Blasenschwäche
Gewerbestrasse 12, 8132 Egg
☎ +41 (0)044 / 994 74 30
www.inkontinex.ch

Stoma- & Kontinenzzentrum Zürich
www.stoma-kontinenz-zuerich.ch

Über die Autoren

DGKS Gisele Schön, geboren 1950, gilt als österreichische Pionierin auf dem Gebiet der Inkontinenzberatung und -betreuung. Die diplomierte Krankenschwester war als Operationsschwester in einer Urologischen und Gynäkologischen Abteilung und 15 Jahre in der mobilen Hauskrankenpflege tätig. Sie absolvierte die Ausbildung zur Kontinenz- und Stomaberaterin und setzte ihr Wissen und ihre Erfahrung vierzehn Jahre lang in der Kontinenzberatung der Stadt Wien um, wo sie neun Kontinenzberatungsstellen leitete. Auch international gilt Gisele Schön als eine der erfahrensten Expertinnen auf diesem Gebiet. Sie ist Vorstandsmitglied der Medizinischen Kontinenzgesellschaft Österreichs, Lehrbeauftragte der Universität Witten Herdecke am Institut für Pflegewissenschaft, Mitglied in der Expertenarbeitsgruppe des 5. nationalen Expertenstandards zum Thema „Kontinenzförderung in der Pflege" und Autorin zahlreicher Publikationen zum Thema Inkontinenz. Gisele Schön ist verheiratet und lebt in Wien.

wagisch@aon.at

Ing. Marco Seltenreich, geboren 1973, ist als Redakteur, Texter, Layouter und Grafiker tätig. Der gelernte Nachrichtentechniker/Biomediziner nahm die persönliche Herausforderung, unangenehme Themen wie Krankheit, Armut oder Obdachlosigkeit zu enttabuisieren, unter anderem in der Öffentlichkeitsarbeit des „Fonds Soziales Wien" und als Mitarbeiter im „Arbeiter-Samariter-Bund Österreichs" an. Schwerpunkt seiner Arbeit ist es, Informationen so aufzubereiten, dass sie für Laien leicht zu verstehen sind und einen Beitrag dazu leisten, vorhandene Ängste aufzulösen und festgefahrene Klischees zu hinterfragen. Er produziert bzw. betreut verschiedenste Medien und Publikationen und die innovative Online-Herausforderung „Pandoras Box" (www.seltenreich.at). Marco Seltenreich ist verheiratet und lebt in Wien.

marco.seltenreich@chello.at

Die beiden Autoren verbindet seit ihrer gemeinsamen Tätigkeit für den Fonds Soziales Wien eine enge Freundschaft. Damals entstand auch die Idee, dem Thema Inkontinenz durch ein leicht verständliches, mutmachendes Buch den Schrecken zu nehmen und Betroffenen, Angehörigen und Pflegepersonen Wissen und Erfahrungen für mehr Lebensqualität in die Hand zu geben.